SYSTÈME

DE

GYMNASTIQUE DE CHAMBRE

MÉDICALE ET HYGIÉNIQUE

CORBEIL, typographie de CRÉTÉ.

SYSTÈME

DE

GYMNASTIQUE DE CHAMBRE

MÉDICALE ET HYGIÉNIQUE

OU

REPRÉSENTATION ET DESCRIPTION

DE MOUVEMENTS GYMNASTIQUES

N'EXIGEANT AUCUN APPAREIL NI AIDE
ET POUVANT S'EXÉCUTER EN TOUT TEMPS ET EN TOUT LIEU

A L'USAGE

DES DEUX SEXES ET POUR TOUS LES AGES

SUIVI

D'APPLICATIONS A DIVERSES AFFECTIONS

PAR

D. G. M. SCHREBER,

DOCTEUR EN MÉDECINE ET CHIRURGIE, DIRECTEUR DE L'INSTITUT ORTHOPÉDIQUE
ET MÉDICO-GYMNASTIQUE, A LEIPZIG.

TRADUIT DE L'ALLEMAND

PAR H. VAN OORDT.

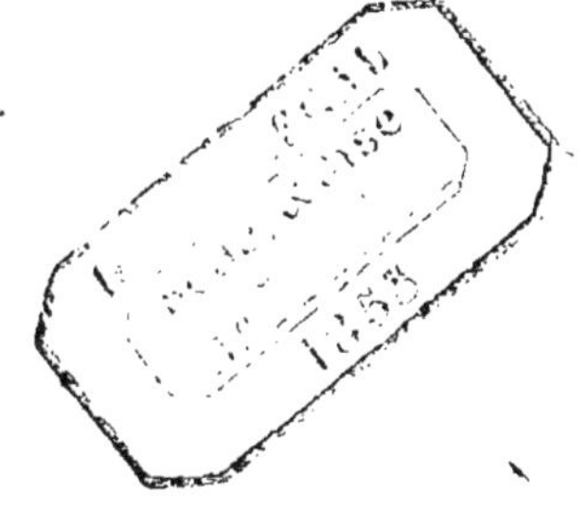

PARIS

LIBRAIRIE DE VICTOR MASSON,

17, PLACE DE L'ÉCOLE-DE-MÉDECINE.

1856

PRÉFACE.

Oublier ce qui est simple, naturel, à la portée de tous, ou bien n'y faire que peu d'attention, voilà le propre de l'esprit humain ; pour lui, le seul moyen de trouver son salut, c'est de l'aller chercher bien loin.

Nous n'agissons pas autrement lorsque notre santé est en jeu.

En nous donnant une certaine dose d'énergie et de capacité intellectuelle, la Providence nous a imposé d'utiliser ces dons, de les développer par des efforts personnels. Arriver à ce but, c'est satisfaire à la plus belle des nécessités, s'en éloigner, au contraire, c'est aller au-devant de bien des maux. Ainsi, en faisant des forces inhérentes à notre être et soumises à l'empire de notre volonté une application utile et convenable, nous pouvons prévenir les indispositions, les éloigner même, si déjà elles nous ont atteints.

Que faut-il appliquer? Comment faire cette application? Tel est le problème dont la solution donnera le vrai moyen de mettre à profit les bienfaits de la nature.

L'auteur de cet opuscule espère avoir facilité les voies qui conduiront au but désiré ; les conseils du médecin devront compléter son œuvre.

Leipzig, printemps, 1855.

INTRODUCTION.

L'homme renferme en lui deux natures : une nature matérielle, une nature spirituelle. Il est donc dans l'obligation de mettre réciproquement en usage ses forces spirituelles et ses forces matérielles ; c'est là le but auquel tend son organisation. L'esprit et le corps souffrent également de la paresse spirituelle et de l'inaction corporelle. L'activité seule peut nous procurer le bonheur ; si nous négligeons ce précepte, nous voyons se succéder une atrophie de nos organes, un dérangement de leurs fonctions, puis des maladies et enfin une mort prématurée. De même qu'en utilisant nos forces nous les portons à leur maximum de puissance, de même en les abandonnant à elles-mêmes, nous les voyons peu à peu diminuer et disparaître. Ces vérités sont admises par tout le monde et chaque jour, néanmoins, on se met en contradiction avec elles. Beaucoup de gens, ne remplissant que la moitié de leur tâche, mettent tous leurs soins à développer leur esprit. Il faut convenir que cette erreur a sa source dans les progrès de la civilisation et dans le raffinement introduit dans nos rapports sociaux, raffinement que l'on tend peut-être à exagérer. D'autres veulent jouir, sans chercher à mériter cette jouissance par un bon emploi des moyens qui leur ont été donnés. Mais notre nature ne se laisse jamais dominer; quand on se met en contradiction avec elle, elle nous punit, quelquefois très-cruellement; c'est surtout la nature matérielle qui se montre inflexible, lorsque l'on enfreint ses lois.

Une loi fondamentale, indispensable, nous a été imposée par la nature : c'est le perfectionnement de notre corps; perfectionnement si intimement lié à notre organisation et au renouvellement de nos forces, que le mépris de cette loi a été et est encore la cause de mille maladies. Pleins de cette vérité, les médecins de tous les temps ont conseillé des mouvements musculaires bien ordonnés, comme condition *sine quâ non* de la conservation ou du rétablissement de la santé. On ordonne aux personnes condamnées par leur travail à un manque d'exercice, de faire des mouvements de toute espèce : marche, promenades à pied, équitation, escrime, jardinage ou tous autres travaux manuels. Quoique ces exercices, lorsqu'il est possible de s'y adonner, doivent être salutaires, ils ne sont pas d'une utilité assez générale (et c'est là le grand point), surtout quand on les continue longtemps; on ne peut les conseiller qu'à certaines personnes et encore momentanément, car ils n'atteignent pas le vrai but que l'on se propose. Presque toujours on se voit forcé de revenir à la marche journalière, comme au seul moyen applicable en tous lieux et pendant longtemps. On comprend que cet exercice unique, quand on doit s'en contenter pour les besoins du corps, est encore insuffisant, surtout pour les adultes (1).

Aujourd'hui, par suite de la direction élevée que l'on donne au genre humain pour le conduire à son but, le besoin d'activer et d'élever l'esprit s'est accru, captivant l'attention de tous, accaparant tous les efforts. Combien de personnes peuvent prendre sur leurs occupations journalières, assez de moments de loisir pour donner le temps nécessaire à ces marches presque *inutiles* ?

Il est des gens chez qui le manque de rapport entre les occupations de l'esprit et celles du corps existe d'une manière plus évidente encore et plus sérieuse. On a cherché un moyen artificiel pour rétablir l'équilibre, et c'était en effet le seul compatible avec notre genre de vie ; ce fut le commencement de la nouvelle gymnastique.

Dans cet ouvrage, nous ne traiterons de la gymnastique que comme moyen curatif, appliqué à certains états pathologiques. Ce sera donc la gymnastique médicale qui nous occupera.

Dans le principe, la gymnastique n'était employée que dans certaines affections (apyrétiques) causées prin-

(1) Si l'on veut bien se convaincre de l'insuffisance de la marche comme moyen hygiénique chez les personnes sédentaires, il suffit de la comparer avec la somme des mouvements journaliers que des personnes même très-faibles exécutent pendant des semaines avec facilité, en faisant dans les montagnes des courses de quatre, six heures de montée et descente par jour, ou avec la marche journalière d'un cultivateur. Ces mouvements sont, comme le prouvent les résultats, suffisamment salutaires et n'ont rien d'exagéré. Et cependant quelle différence entre ces derniers et ceux dont nous parlons en premier lieu.

cipalement par un manque de mouvement; mais on reconnut bientôt son action salutaire sur des affections d'un autre genre.

Il ne faut pas pourtant tomber dans la faute de certains enthousiastes qui en font une sorte de panacée universelle, et la regardent comme le seul bon remède. Avec une organisation aussi compliquée que la nôtre et avec toutes les maladies qui peuvent en être la conséquence, la gymnastique ne peut être considérée comme une médication universelle; mais si, considérant la gymnastique médicale sans prévention ni défaveur, on l'associe à la thérapeutique, on verra, en jugeant avec impartialité, qu'elle a une certaine valeur comme moyen auxiliaire, et que dans bien des cas elle a eu d'heureux résultats.

Pour juger avec justesse des effets de la gymnastique médicale, il faut avoir une connaissance au moins superficielle de la physiologie de notre appareil musculaire et du rôle que cet appareil joue dans notre organisation.

L'action réciproque de tous nos organes est calculée. Il faut donc, pour que l'homme se développe bien et se conserve en bonne santé et à l'état normal, qu'il jouisse d'un certain degré de force individuelle due à une cause spirituelle et matérielle. Pour arriver à ce but, l'activité du corps (mouvements, contractions musculaires), est plus importante que l'activité de l'esprit; nous tâcherons de le démontrer plus loin.

Toute la vie organique repose sur un renouvellement continuel de la matière, sur une élimination de tout ce qui ne peut plus servir, sur une assimilation de nouvelles matières organiques empruntées à la nourriture, à l'air inspiré, etc., etc.

Plus la matière se renouvelle, plus elle se vivifie (en restant toutefois dans des bornes physiologiques et convenables) ; plus la vie se trouve améliorée et dans de meilleures conditions de fraîcheur, de force, de durée.

Ainsi, pour que notre corps se porte bien, il est nécessaire que ses molécules constituantes se renouvellent, se *rajeunissent*. La moindre chose qui ferait obstacle à cette action, si elle n'est pas immédiatement écartée, amène un état maladif, la maladie, la mort. Par la même raison, l'emploi insuffisant de la matière, et la présence anormale d'une matière inutile (par défaut d'élimination), ou, autrement dit, un défaut d'équilibre entre la matière absorbée et la matière éliminée, sont une des causes du développement anormal et de la cessation de la vie. Si les moments de repos sont bien réglés, la matière trouve dans l'activité des organes une raison de se renouveler.

Le système musculaire est sans contredit le plus volumineux des systèmes du corps ; la substance musculaire appartient à ces tissus organiques qui, par une activité bien appliquée (les mouvements du corps étant causés par une contraction musculaire), possèdent au plus haut point la faculté d'assimiler la substance dont ils se forment.

Aussi, par cette double raison, le système musculaire convenablement activé, est-il le plus apte à faire subir à la matière un changement plus rapide, plus fort et plus complet, et par cela même à donner à la vie une impulsion favorable, en régénérant, en renouvelant le sang et toutes les humeurs de notre corps. Le sang, qui est la principale source de nourriture pour toutes les parties de notre organisme, recevra du système musculaire une impulsion considérable. La circulation tout entière (par l'action mécanique des muscles contractés sur les liquides), l'hématose et le mélange du sang, tout le système digestif, la respiration, en un mot, tout notre être prendra part à cet élan. L'activité de la circulation et de la respiration, l'augmentation de chaleur, l'action musculaire prolongée, auront pour résultat l'appétit et la soif, une transpiration abondante, un sommeil profond et bienfaisant. On a prouvé par des recherches physiologiques que chez un homme dont le système musculaire est soumis à une activité raisonnable, il ne faut pas plus de quatre à six semaines, pour que son corps ait subi une complète transformation, tandis qu'il en faut dix à douze chez un individu dans les mêmes conditions, mais moins actif. Par le mouvement, la substance musculaire acquiert de la consistance, de la force, en même temps que les couches inutiles de graisse diminuent. Il est donc prouvé que l'activité musculaire est un des plus puissants agents de l'élimination des parties vieilles, inutiles, susceptibles de dégénérer en matière morbide, et de leur remplacement par des tissus sains et nouveaux. On peut, en mettant ce moyen en usage, empêcher la formation et l'agglomération de substances morbides et, par suite, éloigner les maladies qui pourraient en résulter.

Il ne faudra pas oublier pourtant que pour atteindre le but hygiénique, on doit imposer un régime sévère adapté aux circonstances et combiné avec d'autres moyens thérapeutiques. Malgré cela, il n'en est pas moins vrai que des mouvements musculaires bien ordonnés sont les auxiliaires sûrs et puissants de tout traitement. On peut citer à ce sujet, toutes les affections soi-disant chroniques du bas-ventre, observées dans l'âge avancé, et tout le cortége d'infirmités qui les accompagne : digestions difficiles, constipation; engorgement du foie, de la rate, du système de la veine porte; céphalalgie concomitante; hypochondrie, mélancolie. On peut de même noter les affections dues à un manque ou à une mauvaise qualité du sang dans le jeune âge : anémie (pâles couleurs), scrofules, etc., etc. D'un autre côté, l'usage mécanique des muscles inférieurs du tronc vient encore exercer une influence salutaire sur le traitement de ces affections par la gymnastique. C'est un point sur lequel nous reviendrons bientôt. Il y a encore un autre effet mécanique de grande importance, je veux parler de la réaction cutanée produite par tous les mouvements musculaires et à laquelle on ne peut manquer d'accorder une grande influence. Je citerai aussi cette légère friction cutanée que les vêtements, même quand ils sont un peu larges, font sur les muscles en action.

Sous un autre point de vue physiologique, le mouvement musculaire peut encore produire un bon effet, par la relation intime qu'établissent entre le système musculaire et le système nerveux les nerfs du mouvement et de la sensibilité. C'est à l'état normal de notre système nerveux que nous devons notre bien-être physique et moral. Ceci repose principalement sur ce fait qu'il y a une relation intime entre le bien-être et le plus ou moins d'irritabilité ou d'action du système nerveux. L'un des systèmes ne peut se développer qu'aux dépens de l'autre, et quand ils reviennent à leur état normal, ils subissent des changements en sens inverse. C'est à ce point de vue que l'activité musculaire a une action favorable en fortifiant l'irritabilité et en modifiant la surexcitation des nerfs, surexcitation qui agit sur notre disposition d'esprit.

Ce moyen, entre les mains d'un médecin, constitue un remède souverain ou du moins un auxiliaire indispensable au traitement de la paralysie, de l'affaiblissement ou de l'insensibilité nerveuse, de l'hypochondrie nerveuse, de l'hystérie, des pollutions fréquentes, des maladies mentales, de quelques maladies chroniques, telles que la chorée et l'épilepsie, etc., etc.

Au point de vue du caractère, il est encore un point important à considérer, c'est qu'en mettant toute sa volonté à faire constamment des exercices corporels, en triomphant avec persévérance de l'apathie et de la paresse, on arrive de force, physiologiquement parlant, à posséder un caractère fort et énergique, et à véritablement apprécier la vie. C'est cette énergie qui chasse cet ennemi caché contre lequel, dans les maladies chroniques, vient quelquefois échouer le meilleur traitement.

En dernier lieu, on observe encore une influence que l'on peut utiliser en médecine et qu'il est impossible de remplacer par aucune autre; je veux parler de l'influence des mouvements musculaires sur la consolidation des os et des ligaments et même sur les proportions que peuvent atteindre certains organes. La construction du squelette et des couches musculaires du corps humain, surtout au tronc, est arrangée de telle sorte que le degré de relâchement ou de contraction des muscles influe beaucoup sur la tenue (attitude, formes, voussure). Ceci s'applique surtout à la partie supérieure, au thorax. La cause de beaucoup d'affections pathologiques est dans le manque de grandeur des cavités thoraciques et abdominales qui renferment des organes si importants. On n'a pas de peine à s'expliquer ce qui arrive chez beaucoup de personnes par le manque d'exercice des muscles des bras, de l'épaule et du thorax, muscles dont dépendent surtout la forme et la capacité. Si alors on veut rendre aux organes comprimés et gênés leur état normal ; si, dans le cas où cet heureux résultat serait impossible, on veut leur apporter quelque amélioration, il faudra avant tout tâcher de rendre aux cavités leur forme primitive. Pour cela on trouvera de grandes ressources dans une gymnastique bien ordonnée. En effet, on tente alors d'élargir les cavités, surtout celle du thorax, de donner au squelette une solidité plus grande, une forme plus convenable en faisant exécuter des contractions musculaires, des contre-relâchements ; des extensions, des flexions. A ceux qui pourraient encore douter de l'heureux effet de la gymnastique sur la cage thoracique, je ferai remarquer que, par des mensurations exactes et faites par moi-même, je suis arrivé à trouver, même sur des adultes, après un exercice de quelques mois, une augmentation en circonférence de 4 à 5 centimètres. On peut arriver facilement à calculer là-dessus l'agrandissement cubique de la cavité elle-même.

A l'égard des parois abdominales formées par des muscles qui ne sont pas soutenus par des os, je dirai que la gymnastique influe d'une façon salutaire sur les organes contenus dans ces cavités, sur l'engorgement si fréquent de la circulation, et contribue par là à la défécation et à l'entretien des fonctions de l'intestin.

I

BUT ET PLAN DE L'OUVRAGE.

Comme l'indique le titre, cet ouvrage a pour but de décrire la gymnastique médicale *de chambre;* c'est-à-dire la gymnastique médicale qui, n'ayant besoin d'aucun appareil et n'étant liée à aucune condition étrangère, peut être appliquée par tous. Ceci ne renferme pas toute la gymnastique médicale; car pour beaucoup de cas médicaux, l'orthopédie, par exemple, on a besoin de certains appareils, de conditions particulières, telles que la surveillance d'un médecin ; conditions qui exigent le séjour dans des maisons de santé. Cependant la gymnastique de chambre répond à tant d'indications qu'elle suffit dans beaucoup de cas. De plus, l'usage des établissements spéciaux est au-dessus des moyens de beaucoup de personnes; tandis que la gymnastique de chambre est faisable partout, dans un appartement, dans un jardin, dans un endroit isolé, en voyage, sans instruments, sans le secours d'un aide, comme l'exige la gymnastique suédoise ; en un mot, on peut l'appliquer en tous temps et en tous lieux. En examinant ses avantages, on en comprendra facilement la valeur. Elle offre de plus aux personnes qui ont suivi un traitement dans un établissement spécial la facilité de continuer ce traitement en totalité ou en partie. Nous pouvons donc dire en peu de mots qu'elle offre aux gens mal constitués un moyen de conserver leur santé et d'atteindre la vieillesse en restant vigoureux ; aux médecins, aux malades, aux savants, à tous les gens sédentaires, des avantages immenses et facilement réalisables. Elle offrira aussi aux personnes qui prennent les eaux, soit chez elles, soit dans des établissements, la facilité d'en mieux profiter, par un exercice corporel régulier. En effet, tout le monde sait, qu'un exercice suivi et modéré est un excellent adjuvant à tout traitement méthodique. La marche, moyen employé jusqu'ici, est un moyen excellent; car on peut, tout en en faisant usage, respirer le bon air, charmer ses regards, se distraire. Seulement, en mettant de côté ce que ce mouvement a d'exclusif, il peut arriver que les malades trouvent des entraves dans le mauvais temps ou la fatigue d'une longue course.

Pour ce qui regarde l'exercice du corps chez tous le individus indistinctement, la gymnastique est certainement le meilleur chemin pour arriver à remplir toutes les indications et le but du traitement. Je veux dire par là, que toutes les personnes qui peuvent se livrer à une marche quotidienne, peuvent aussi faire de la gymnastique, sans négliger pour cela leurs promenades habituelles. De plus, on peut observer qu'on envoie souvent dans les établissements thermaux des personnes atteintes de la même affection ; les malades pourraient se réunir et se livrer plus facilement qu'ailleurs à l'exercice de la gymnastique; ils arriveraient ainsi à un bon résultat d'une manière plus sûre et plus agréable. Il y a encore un très-grand avantage pour la direction médicale de ces établissements, car on n'a plus la difficulté et l'ennui de faire exécuter des mouvements uniformes et continus, variant avec les différentes circonstances.

Pour atteindre autant que possible ce but, je me suis proposé d'expliquer et de réunir dans cet ouvrage tous les exercices que l'on peut faire en tous lieux, sans appareils. Je les ai classés d'après un système anatomique renfermant les muscles des membres, etc., en faisant de suite ressortir les principes sur lesquels reposent les mouvements de la vie de relation.

En même temps qu'ils servent au traitement, ces exercices ont encore, au point de vue pratique, l'avantage de développer le corps, de lui donner de la force, de la souplesse, de lui conserver la vigueur jusque dans un âge avancé. Lorsque l'on veut employer la gymnastique comme moyen thérapeutique, on doit toujours conseiller de prendre préalablement l'avis d'un médecin pour connaître les modifications à faire aux mouvements; il est même utile, dans le cours du traitement, de renouveler de temps en temps ces consultations. Cet ouvrage offrira donc au médecin un moyen facile de se faire comprendre de ses malades, et à ceux-ci un moyen sûr de se guider dans les exercices conseillés.

Je me suis attaché à classer et à décrire les mouvements avec assez de soin pour que, sur une simple indication du médecin, le malade puisse faire seul ses exercices. Lorsqu'on ne veut pas faire précisément de la gymnastique un moyen curatif, mais un exercice hygiénique, parce qu'il n'y a pas de vrais dérangements organiques, on peut se dispenser des conseils d'un homme de l'art. Le public, les personnes même les plus occupées, tels que les hommes de cabinet, les bureaucrates, en un mot, tous les gens à occupations sédentaires qui ont le plus besoin d'exercice, pourront ainsi trouver les indications nécessaires pour faire tous les mouvements corporels indispensables. Ils arriveront plus tôt à ce but en faisant avec méthode de la gymnastique pendant un quart d'heure ou une demi heure par jour, qu'en se fatiguant à se promener des heures entières. C'est surtout dans la mauvaise saison que la gymnastique de chambre peut procurer des avantages aux individus sédentaires, en leur donnant le moyen de prendre un exercice nécessaire, dont le manque serait le germe d'abord de dérangements, et plus tard de maladies sérieuses. Le paralytique lui-même, alors qu'il serait cloué sur sa chaise ou dans son lit par l'impossibilité où serait l'un de ses membres d'exécuter les mouvements nécessaires à la vie, pourrait encore, en faisant agir ses membres restés sains, prendre assez d'exercice pour soustraire sa santé aux inconvénients d'une inaction prolongée. Il en est de même pour ceux qu'à leur grand préjudice, une maladie ou quelque raison particulière force à rester inactifs dans leur appartement. Combien ne voit-on pas de gens dans le grand monde, surtout parmi les femmes, qui sont toujours maladifs, et qui se porteraient bien s'ils prenaient un exercice régulier et convenable? Les médecins conseillent l'exercice, mais mille fois la meilleure volonté vient échouer contre les obstacles de tout genre que l'on rencontre chez les femmes plus fréquemment encore que chez les hommes.

Ce sont ces obstacles que nous avons eu pour but de surmonter. Après avoir décrit avec soin chaque exercice, nous avons indiqué les applications thérapeutiques qui peuvent en être faites. Nous croyons que le malade et le médecin retireront de l'emploi de nos préceptes, dans la plupart des cas simples, un résultat favorable sanctionné par l'expérience.

III

RÈGLE COMMUNE A TOUS LES EXERCICES.

1° Les exercices décrits ci-dessous sont en général arrangés de façon à réunir toutes les convenances quels que soient les âges et le sexe ; j'indiquerai les exceptions en leur lieu. Il y a une seule exception générale, c'est la grossesse, qui ne permet que des mouvements doux et continus, la promenade, par exemple, et non des exercices forcés. Inutile de dire que l'on doit les rejeter tous dans les états inflammatoires ou fébriles.

2° Une fois commencés, ils doivent être *continués avec persévérance*, à moins que les habitudes de la vie ne forcent à changer. On doit leur donner leur place dans l'emploi de la journée comme on fait pour les heures de repas; et alors même que l'on serait arrivé par leur emploi au but curatif désiré, il faut encore les continuer pendant quelque temps. Ce n'est qu'à cette condition qu'on peut espérer un résultat heureux et durable. Tout homme de bon sens saura faire à sa santé un sacrifice aussi facile.

3° On devra surtout choisir le temps qui *précédera les repas ordinaires*, soit avant le déjeuner, le dîner ou le souper, de manière cependant à laisser entre chaque exercice et chaque repas un intervalle d'un quart d'heure, afin de donner le temps de se reposer aux muscles des voies digestives, muscles qui ont été légèrement excités. Autant que possible l'abdomen doit être vide ; pour cela il est bon d'aller à la selle et d'uriner avant de commencer chaque exercice ; c'est pour cette raison qu'il est avantageux de rattacher le temps des exercices aux heures des repas, c'est le meilleur moyen d'obtenir la régularité et la persévérance.

4° On doit *éviter de garder les habits trop serrés, principalement au cou, à la poitrine, au ventre.*

5° *Lorsqu'il y a tendance aux congestions des parties, aux hémorrhagies, aux affections organiques des principaux organes, aux hernies*, affections que la gymnastique peut guérir radicalement quand elles ne sont pas trop anciennes, les exercices doivent être surveillés par un médecin qui les choisira et les modifiera. Dans tous les cas on doit aussi observer la règle n° 6 avec exactitude. Les personnes affectées de hernies ne doivent non plus se livrer aux exercices, qu'après avoir préalablement contenu la hernie par un bon bandage.

6° *Si la respiration ou les battements du cœur s'accélèrent par suite des mouvements, il faut avant de continuer attendre qu'ils soient revenus à leur état normal.*

7° Dans les instants de repos, il faudra respirer avec force, faire des inspirations et des expirations lentes et profondes, comme dans l'action de bâiller. Pour cela il ne faudra pas laisser pendre les bras le long du corps, mais il faudra mettre les mains sur les hanches ; en élevant ainsi les épaules on diminue le poids que supporte le thorax et on facilite la respiration. Cette action qui se passe naturellement chez les gens très-actifs a cela d'important et de salutaire, qu'elle développe les poumons en les rendant libres et sains, et qu'elle améliore d'une manière sûre et naturelle toute la circulation et surtout celle de la moitié inférieure du corps. On doit donc recommander aux personnes sédentaires, de répéter journellement ces fortes respirations (c'est du reste chose très-facile quand on se promène par le beau temps). En effet, la nature des occupations de ces personnes les empêche de faire fonctionner les muscles des bras et de la poitrine; elles ne respirent qu'à moitié; ce qui explique comment, même à un âge peu avancé, l'autopsie a montré chez elles des cellules pulmonaires atrophiées et dégénérées et des cavernes rendant la respiration imparfaite, impossible. Nous reviendrons plus tard sur les avantages que la médecine peut tirer de respirations tant égales qu'inégales.

8° Les mouvements doivent être exécutés lentement, sans précipitation ni emportement, mais avec toute l'action musculaire dont on est capable, et en se conformant autant que possible aux indications des planches. On doit éviter surtout les mouvements saccadés, angulaires et inutiles. Chacun d'eux doit être net, uni; perfection à laquelle on n'arrive que lentement et par l'habitude. C'est le seul moyen de concentrer les forces vitales dans les parties exercées.

9° C'est surtout de la mesure sur laquelle on se règle

que dépend en général l'heureux résultat des mouvements gymnastiques. Cette mesure doit pourtant varier avec les individus; moindre au commencement, elle doit toujours être augmentée au bout d'un certain nombre d'exercices. Autant qu'il me sera possible, je noterai la mesure nécessaire pour obtenir de bons effets, tant dans les cas simples que dans les cas médicaux. Il est deux choses auxquelles il faut faire attention : 1° que la fatigue momentanée que l'on éprouve disparaisse par le repos; 2° que l'on ne ressente pas de fortes douleurs musculaires. Toutefois, il ne faudra pas confondre ces douleurs avec celles légères que l'on éprouve en commençant; celles-ci ont un effet salutaire et sont naturelles et sans danger; ces deux points doivent donc être bien observés, surtout dans les premiers temps. Si, malgré toutes les précautions prises, les commençants ressentent quelques douleurs musculaires, et c'est ce qui arrive chez beaucoup d'entre eux, il faut d'abord attendre, et recommencer ensuite des exercices moins forts et plus lents. On verra bientôt qu'avec un peu d'habitude les malades exécutent sans peine des exercices légers qu'ils ne pourraient faire s'ils étaient un peu plus difficiles. Que l'on se garde toujours de cette maxime pernicieuse surtout en médecine : Beaucoup fait beaucoup de bien! Cela ne serait applicable qu'autant que des exercices bien ordonnés conduiraient à activer l'organisme et à suivre une marche régulière dans la réparation, c'est-à-dire dans le renouvellement des forces employées; ils atteindraient alors un but vraiment favorable; en dehors de cette limite, ils seraient des plus nuisibles.

Lorsque la fibre musculaire est forcée, elle se modifie pathologiquement, se durcit et devient moins apte aux usages que l'on en attend. L'activité vitale s'affaiblit au lieu d'augmenter. Dans les maladies chroniques, les malades ne doivent pas être impatients, comme cela arrive si souvent, d'atteindre trop vite et comme de force le but proposé, résultat que la nature même de la maladie rend impossible. Si l'on a calculé avec justesse et discernement que l'on pourrait réussir par la gymnastique, on y arrive certainement, mais par degrés. Ainsi, encore une fois, il faut avoir soin d'aller par *transitions graduées et toujours avec juste mesure*.

10° Si, après s'être exercé pendant longtemps, il est nécessaire d'augmenter l'activité musculaire, on pourra y arriver, surtout dans les exercices des bras, en mettant dans les mains deux boules de bois ou de fer d'un poids de deux à six livres, réunies par une tige, et en faisant exécuter des mouvements pareils à ceux que l'on exécutait avant que les mains fussent chargées.

11° Si l'on veut réunir à ces exercices faits dans une chambre l'effet du grand air, on pourra ouvrir les fenêtres; on s'en trouvera toujours bien, même dans les saisons froides; à condition toutefois que l'on prenne les précautions nécessaires.

12° Le régime général dépend nécessairement des indications personnelles. Mais quelles que soient les exigences de la santé, ici comme ailleurs, on se trouvera toujours bien d'un régime simple, sobre, convenablement ordonné sans être par trop scrupuleusement minutieux.

13° *Dans les cas de maladies, on ne doit négliger que les exercices* qui sont incompatibles avec la circonstance. L'époque des règles chez les femmes n'exclut pas tous les exercices gymnastiques, mais donne lieu seulement à des modifications qui seront indiquées à l'occasion de chaque précepte en particulier.

IV

DESCRIPTION ET EXPLICATION

DES EXERCICES.

REMARQUE.

J'ai indiqué par trois séries de nombres, combien de fois doivent *être exécutés* dans la journée les mouvements dont on a fait choix. Le premier nombre indique combien de fois chaque mouvement doit être exécuté au commencement; le second, combien de fois il doit l'être au bout de deux semaines; le troisième, après huit semaines de pratique. C'est la dernière indication qu'il faut continuer. Ces séries ont été faites pour un homme adulte et calculées sur une force musculaire moyenne. Pour les vieillards au-dessus de soixante ans, pour les personnes grasses, les femmes, les enfants, on devra réduire les nombres de moitié. Si l'on a pour but de guérir une affection locale, il faudra prendre de préférence les mouvements qui mettent en action les parties affectées. S'il est nécessaire de conseiller de répéter plusieurs fois les mêmes exercices dans la journée, il faudra le faire, en tenant compte toutefois des considérations particulières, des observations personnelles. Lorsque le traitement doit être long, on peut hardiment et même avantageusement en prescrire l'exécution plusieurs fois par jour.

A part ces exceptions que je viens de citer, et quelques-unes que l'on pourra observer et intercaler plus tard, on appropriera facilement chaque exercice au but désiré ; si le médecin a quelques modifications à faire dans la quantité des mouvements à exécuter, il arrivera sûrement et avec facilité à un arrangement convenable.

1. — Mouvement circulaire de la tête, 10, 20, 30.

On fait faire à la tête un mouvement de droite à gauche et de gauche à droite, décrivant un cône aussi étendu que

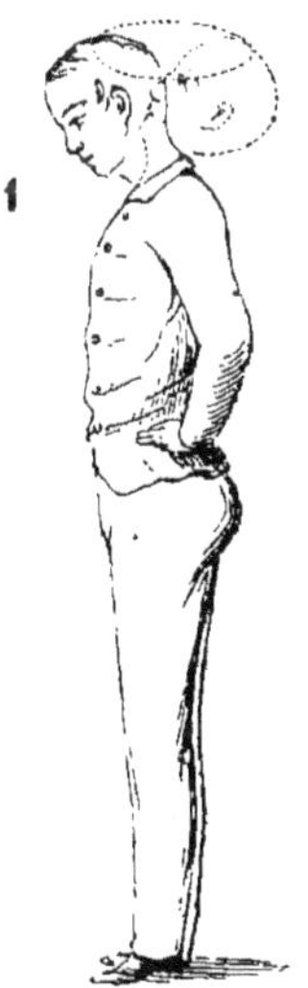

l'articulation du cou le permet. Le corps doit être maintenu dans une immobilité complète.

2. — Mouvement de rotation de la tête vers chaque côté, 6, 8, 10 fois.

Rotation de la tête sur son axe. Quand l'articulation du cou est libre, le mouvement de rotation est mesuré par un quart de cercle, de façon que le menton arrive au *niveau* de l'épaule.

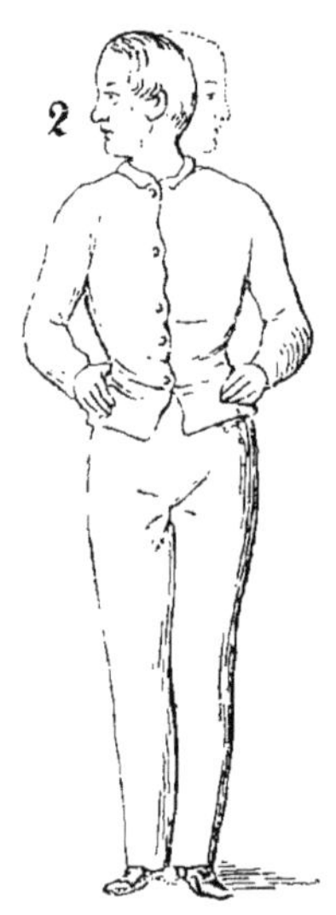

Ces deux exercices mettent en action les muscles du cou et de la nuque, et s'il y a roideur de l'articulation atloïdo-axoïdienne, ils la font disparaître; à condition, toutefois, que cette lésion n'ait pas sa cause primitive dans des lésions organiques. Ils peuvent encore être employés comme traitement dans la paralysie des muscles de la région cervicale et du vertigo nerveux. C'est surtout dans cette dernière maladie que les mouvements ont un effet favorable, car ils habituent peu à peu la tête à prendre diverses positions. S'il y a une forte tendance au vertigo, il est très-bon en commençant de faire les exercices assis.

3. — Élévation des épaules, 30, 40, 50 fois.

Les deux épaules doivent être élevées simultanément, avec vivacité et aussi haut que possible. Il faudra au contraire les abaisser lentement, de peur que ce mouvement trop souvent répété, n'imprime de trop fortes secousses à la tête. Dans ce cas, les muscles élévateurs de l'épaule et des premières côtes sont en jeu; on peut donc recommander cet exercice pour élargir le sommet du thorax, lorsque apparaissent des tubercules pulmonaires. On sait, en effet, que le sommet du poumon est le siége de prédilection de ces tubercules; c'est là qu'ils subissent leurs premières évolutions pour envahir peu à peu tout l'organe et constituer la phthisie. L'effet salutaire de ces exercices se fait encore sentir dans la paralysie des muscles élévateurs de l'épaule; paralysie facilement reconnue à l'abaissement de cette partie du tronc.

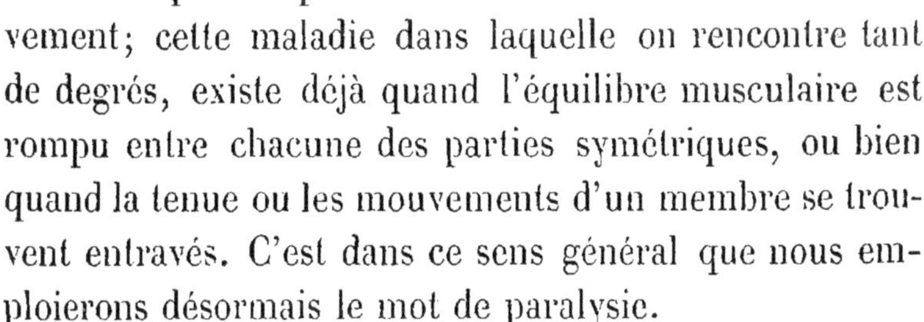

La paralysie n'est pas seulement caractérisée par l'impossibilité du mouvement; cette maladie dans laquelle on rencontre tant de degrés, existe déjà quand l'équilibre musculaire est rompu entre chacune des parties symétriques, ou bien quand la tenue ou les mouvements d'un membre se trouvent entravés. C'est dans ce sens général que nous emploierons désormais le mot de paralysie.

Lorsqu'à la suite d'une hémiplégie ou d'une courbure du rachis, il y a inégalité de hauteur entre les deux épaules, il faut prescrire les exercices seulement du côté le plus déprimé, et cela tant que persiste la différence.

4. — Mouvement circulaire du bras, 8, 12, 20 fois.

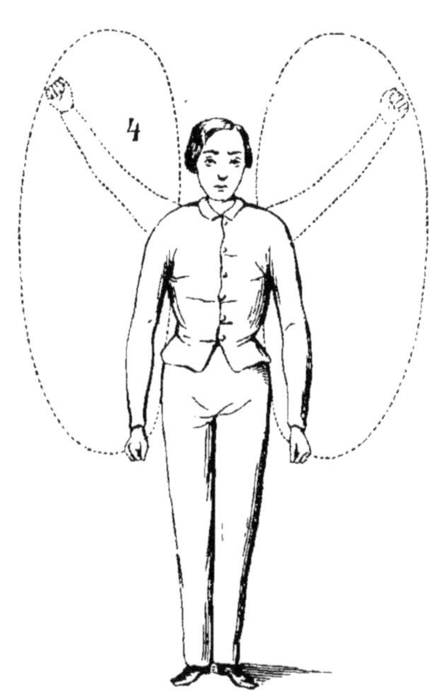

Les bras fortement étendus et dirigés d'avant en arrière, puis d'arrière en avant, décrivent un cercle à rayon aussi tendu et aussi grand que possible. Il faut tâcher de faire passer les bras très-près de la tête; ce mouvement, auquel on n'arrive qu'après un exercice suivi, exige une grande mobilité dans l'articulation scapulo-humérale.

Il y a alors action des muscles de l'épaule et du thorax, action dont les effets principaux sont : une extrême liberté de l'articulation de l'épaule; une accélération de la respiration et même un certain agrandissement du thorax. Les cas où cet exercice doit être conseillé sont ceux où il y a roideur de l'articulation de l'épaule, rétrécissement et mauvaise conformation de la cage thoracique, asthme, tuberculisation, en un mot, lorsqu'il y a nécessité d'améliorer l'acte respiratoire. On peut aussi le conseiller dans le cas de paralysie de cette région musculaire.

5. — Élévation latérale des bras, 10, 20, 30 fois.

On doit élever les bras latéralement sans fléchir les coudes. Si les muscles du bras et l'articulation du coude sont libres et bien tendus, les avant-bras, dans leur maximum de mouvement, atteindront les parties latérales de la tête.

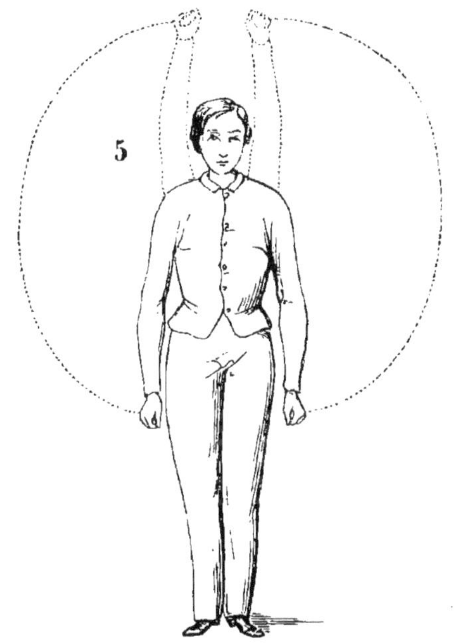

Les muscles élévateurs du bras et ceux de la région latérale du cou, sont ici principalement en mouvement. Il y a élargissement mécanique des parois latérales du thorax et des espaces intercostaux. Or, puisque cet exercice développe le système respiratoire, on peut le conseiller dans l'asthme, dans les cas d'adhérences pleurales consécutives à des inflammations, dans les paralysies musculaires de cette partie du corps.

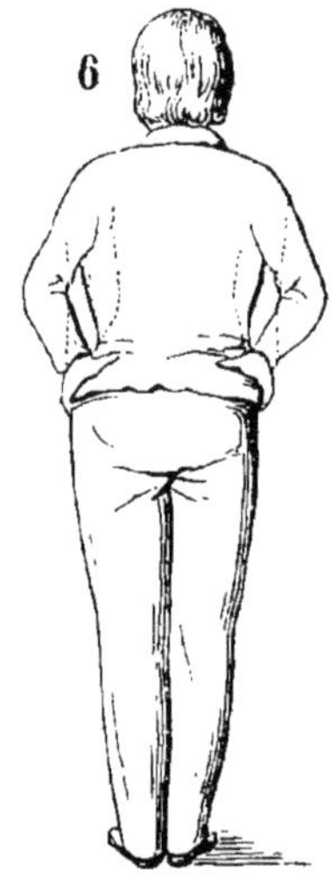

6. — Coudes en arrière, 8, 12, 16 fois.

Les deux bras demi-fléchis et bien appuyés sur les hanches, sont fortement portés en arrière en rapprochant les coudes le plus possible, le dos étant bien tendu; ce mouvement doit coïncider avec l'inspiration; il est complet lorsque les coudes se touchent.

7. — Mains fermées par derrière, 8, 12, 16 fois.

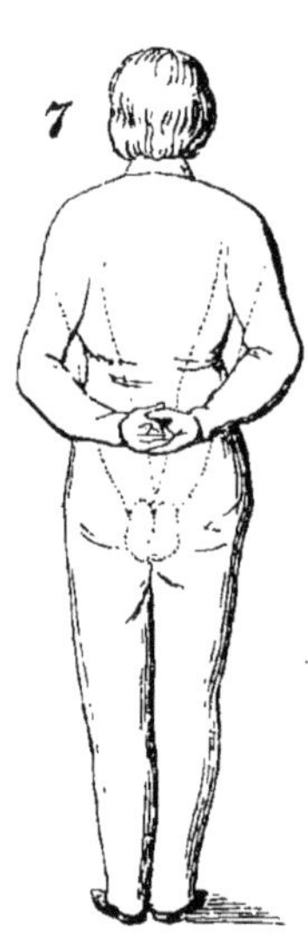

Le dos étant bien tendu, on joint les mains derrière le dos, puis on porte les bras jusque dans une complète extension. Ce dernier mouvement doit être effectué au moment de l'expiration.

Par ces deux exercices, les épaules sont fortement tendues, portées en arrière et légèrement abaissées. Le corps prend alors une position bonne et salutaire sous beaucoup de rapports; il y a en même temps élargissement de la partie antérieure de la poitrine, et, par conséquent, activité de la respiration. Ce traitement sera employé quand il y aura saillie des omoplates, asthmes, faiblesse et paralysie des muscles postérieurs de l'épaule. On reconnaîtra cette dernière affection à la position ramassée du corps, à l'impossibilité dans laquelle le malade se trouve, malgré toute sa bonne volonté, de se tenir parfaitement droit.

8. — Respirations fortes et inégales de deux côtés, 6, 8, 10 fois de suite, mais à répéter 4, 5 fois par jour.

Cet exercice a un effet inégal des deux côtés et n'est bon, par conséquent, que dans le cas où il y a un rapport inégal entre la respiration des deux côtés. Il arrive, en effet, que l'un des poumons fonctionne moins bien que l'autre, lorsqu'il y a mauvaise conformation du thorax, paralysie des muscles respirateurs, d'un côté, altérations organiques, adhérences consécutives à une inflammation.

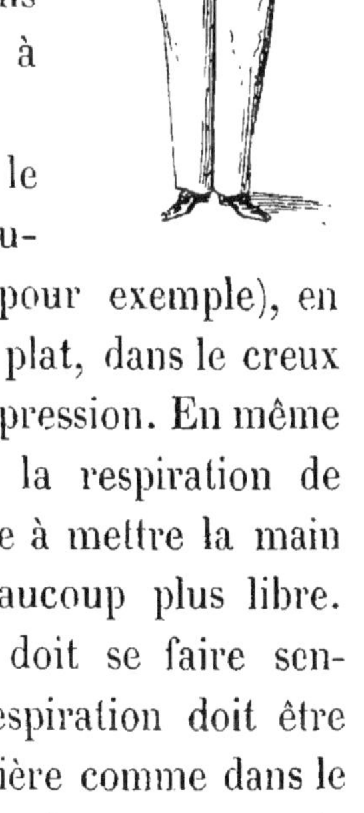

Il faudra appliquer la main sur le côté sain de la poitrine (dans les figures, nous avons pris le côté droit pour exemple), en la portant aussi haut que possible, à plat, dans le creux de l'aisselle, de façon à faire une compression. En même temps, on donne plus d'activité à la respiration de l'autre côté, en engageant le malade à mettre la main sur la tête, et à la rendre ainsi beaucoup plus libre. L'action de la main qui comprime doit se faire sentir surtout dans l'inspiration. La respiration doit être profonde et pleine, mais lente, régulière comme dans le bâillement; il faut éviter avec soin les mouvements brusques et précipités.

On peut quelquefois, en respirant fortement d'un seul côté, remplacer la respiration forte ordinaire (III, 7°). Toutefois, il ne faut pas négliger cette dernière.

9. — Extension du bras en avant, 10, 20, 30 fois.
10. — — en dehors, 10, 20, 30 fois.
11. — — en haut, 4, 8, 12 fois.
12. — — en bas, 10, 20, 30 fois.
13. — — en arrière, 6, 16, 18 fois.

Ces exercices consistent à faire faire à l'articulation du coude des mouvements de flexion et d'extension dans cinq directions différentes. Ces mouvements doivent être exécutés le poing fermé et les muscles bien contractés; il faut mettre autant de force dans la flexion que dans l'extension, de façon que l'extension n'imprime pas de trop fortes secousses à la tête.

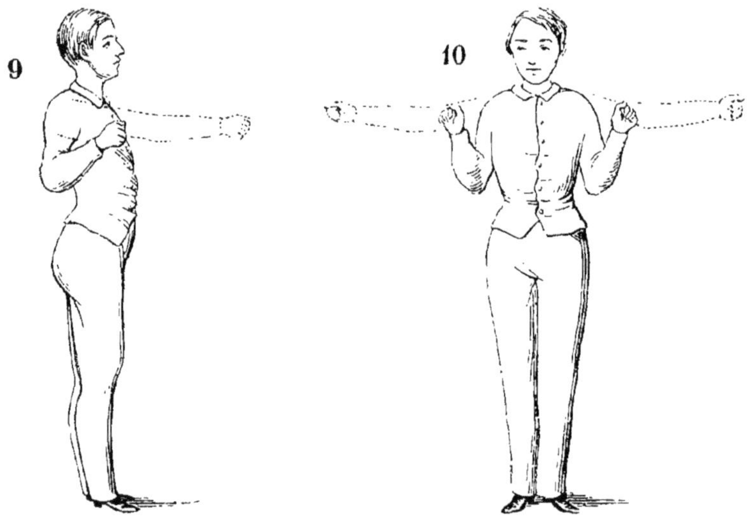

Les muscles fléchisseurs et extenseurs de l'avant-bras jouent ici le plus grand rôle, et comme le mouvement se passe plus ou moins dans des muscles volumineux (ceux du membre thoracique), comme le mouvement est

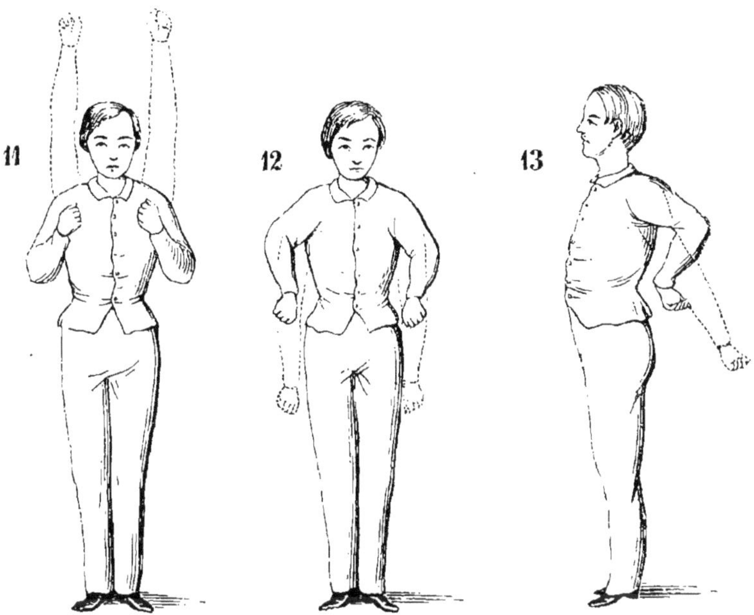

un mouvement en masse, on se propose d'arriver à un seul résultat, donner de la liberté aux mouvements du

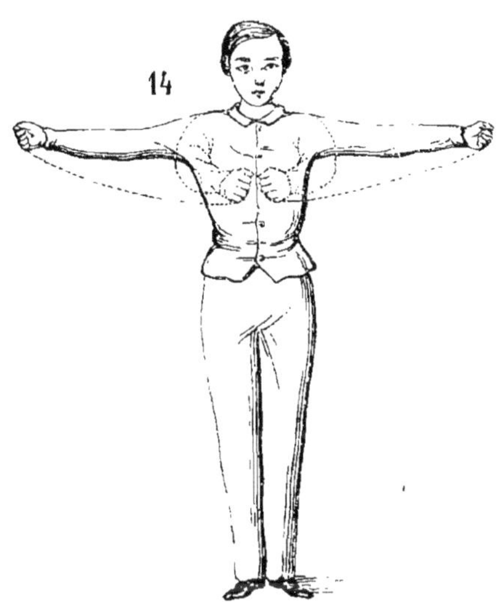

18. — Flexion et extension des doigts, 12, 16, 20 fois.

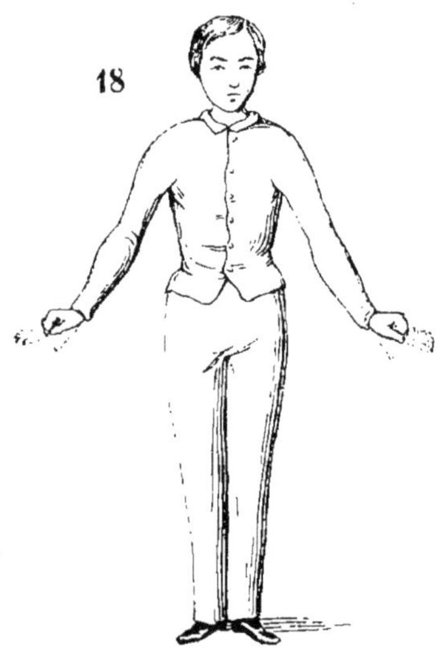

La meilleure manière d'exécuter le mouvement n° 16 est d'agir comme si l'on voulait enfoncer une vrille à bras tendu dans un mur.

Pour le n° 17, il faut, avec la main, décrire en l'air un huit de chiffre horizontal; et pour le n° 18, on étend les doigts le plus possible et on les fléchit ensuite jusqu'à ce que l'on ait le poing serré.

Par le premier exercice, on augmente l'activité des muscles rotateurs du bras et de la main; par le dernier, on augmente celle de tous les muscles de la main et des doigts.

Ces exercices développent le jeu de toutes les articulations du membre thoracique, bras, avant-bras, poignet, doigts; ils sont avantageux contre l'inertie musculaire de ces régions, les contractures commençantes, goutteuses ou rhumatismales, des articulations de la main ou des doigts. On peut encore les opposer aux crampes des écrivains, aux mouvements convulsifs de l'épilepsie et de la chorée, ou bien les employer pour combattre les congestions sanguines, les névralgies de la tête et de la poitrine. Si l'on veut arriver à l'un de ces résultats, on peut faire répéter ces exercices trois ou quatre fois par jour, tant qu'ils ne causent pas de douleurs.

19. — Frotter les mains, 40, 60, 80 fois en allant et venant.

Ce mouvement bien connu, qui consiste à se frotter les mains l'une contre l'autre, agit avec force sur tous les muscles de l'avant-bras et du bras, je veux dire sur les fléchisseurs, et même sur ceux de la partie antérieure de la poitrine.

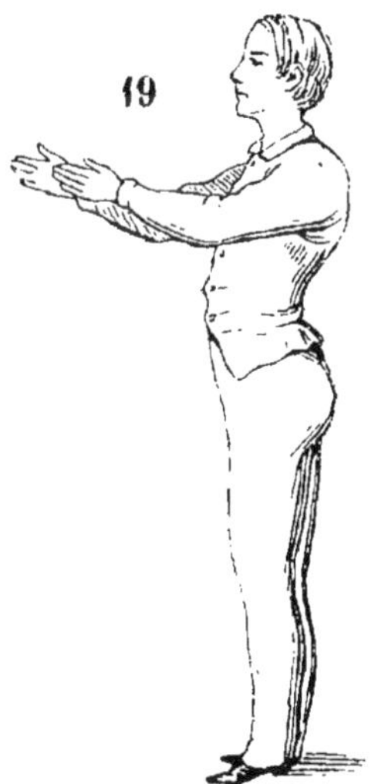

Cet exercice est utile lorsque des mouvements énergiques sont indispensables, comme dans la paralysie des muscles dont je viens de parler, et lorsque l'on veut se chauffer les mains; on peut aussi lui adjoindre un mouvement de pieds que je décrirai plus tard et dont le but est de faire descendre le sang de la tête et de stimuler le système nerveux.

Cet exercice peut encore être employé dans les affections des organes thoraciques citées plus haut ; dans ce cas-là, il faut faire agir les muscles de la poitrine, et éviter de trop serrer les mains l'une contre l'autre ; on frotte légèrement, et si l'on vient à se fatiguer, on compense cette perte d'énergie en répétant la manœuvre deux ou trois fois.

20. — Flexion du tronc en avant et en arrière, 10, 20, 30 fois.

Les jambes et les cuisses étant bien tendues, on penche autant que possible, le corps en avant et en arrière. Cet exercice, comme tous ceux du tronc, doit être fait sans secousses et avec lenteur.

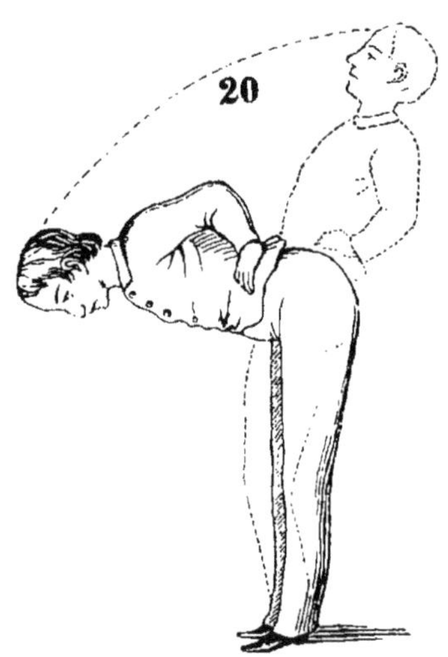

Les muscles droits abdominaux produisent principalement le mouvement en avant ; les muscles extérieurs du dos produisent le mouvement en arrière ; ces mouvements influent donc salutairement sur les fonctions abdominales, dans les cas d'inertie, de constipation, etc., etc., et sur les muscles de la région dorsale.

21. — Flexion du corps latéralement, 20, 30, 40 fois des deux côtés.

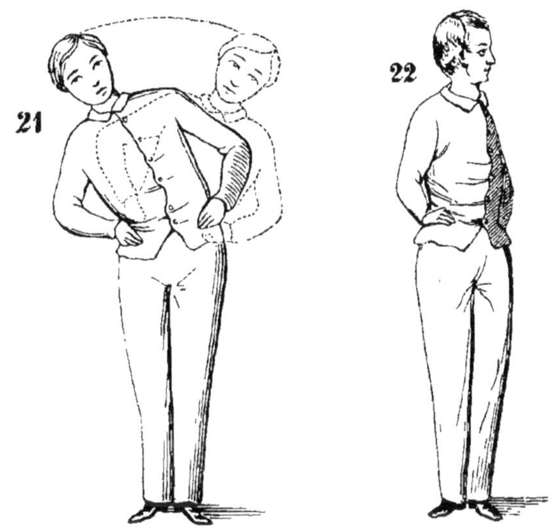

Le corps doucement balancé est incliné latéralement à droite et à gauche, sans mouvements trop brusques. Ce mouvement a pour agents, les muscles abdominaux, latéraux et postérieurs, les muscles intercostaux. Il agit directement sur la circulation et les fonctions des organes situés dans les deux côtés de l'abdomen, le foie, la rate. Il est donc à recommander dans tous les états pathologiques causés par l'engorgement du système de la veine porte.

22. — Mouvement de rotation du tronc, 10, 20, 30 fois des deux côtés.

Les jambes et le dos sont bien tendus ; le tronc reste

droit, et subit un mouvement de rotation sur son axe. Les muscles en action sont ceux des couches profondes du dos et les muscles iliaques.

Comme ce mouvement de rotation occasionne une tension et une extension des parois abdominales, et par là un déplacement, une légère compression des intestins, il active les fonctions normales des organes abdominaux, et agit lorsqu'il y a paralysie des muscles ci-dessus nommés. Ce dernier cas arrive souvent dans les maladies de la moelle.

23. — Mouvement circulaire du tronc, 8, 16, 30 fois.

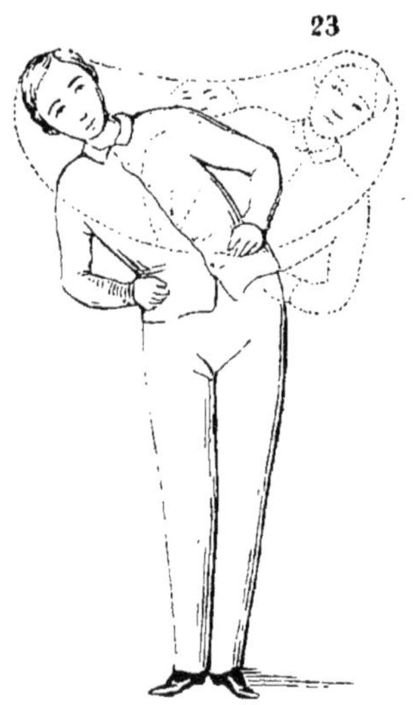

Le tronc décrit un cercle en forme de cône, de gauche à droite, et de droite à gauche, et dont le centre est sur l'articulation coxo-fémorale.

Tous les muscles de la hanche concourent à ce mouvement ; les muscles abdominaux sont aussi mis alternativement en action. Il y a excitation générale des organes digestifs, effet qui doit faire prescrire ce mouvement quand les fonctions de ces organes sont troublées ou bien quand il y a d'autres affections dues à la même cause. Si l'on veut agir directement sur les selles, on doit l'exécuter dans une seule direction, de telle façon que la moitié postérieure du cercle à faire décrire à la tête et au tronc soit de droite à gauche, et qu'il y ait juste une moitié du mouvement que l'on exécute avec le plus d'énergie possible. Cette contraction cadencée des muscles abdominaux fait descendre les matières fécales du gros intestin.

Cet exercice, conseillé dans les paralysies des muscles des régions iliaque et abdominale, peut aussi être utile dans le vertige, pourvu qu'on le répète souvent ; quand on est sujet à cette dernière affection, on devra s'asseoir pour faire le mouvement.

24. — Redressement du tronc, 4, 8, 12 fois.

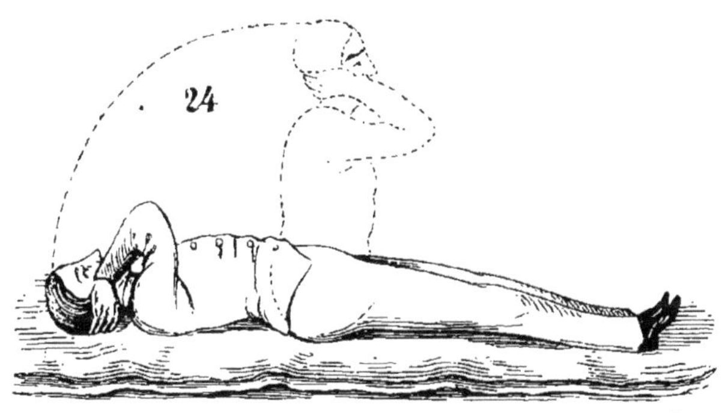

On doit placer ici le corps dans une position bien horizontale. Comme on a besoin dans ce cas d'un sopha ou d'un lit, et que ces objets ne sont pas toujours à la disposition des personnes, on a représenté dans la figure un tapis plié en double ; on pourrait aussi prendre deux coussins que l'on placerait l'un sous la tête, l'autre sous le siége. Quelque moyen que l'on emploie, cet exercice pourra facilement être exécuté partout.

Le mouvement consiste à redresser simplement le tronc d'un seul coup, sans bouger les jambes. Dans les commencements, beaucoup de personnes seront obligées, pour réussir, de se mettre sur les pieds (vers les malléoles), un objet pesant, comme un morceau de bois, un coussin de canapé ; elles se fixeront ainsi les pieds et se donneront un point d'appui ; plus tard, ce moyen devient inutile. Les premiers jours, on croise les bras sur la poitrine, et, si le mouvement réussit, on le rend plus difficile en portant les mains, comme la figure le montre, sur ou derrière la tête. Pour augmenter encore la difficulté, on peut se charger les mains en gardant la position indiquée ci-dessus. (Voyez III, 10.)

Les avantages de cet exercice sont d'activer les fonctions des muscles antérieurs de l'abdomen, et, par là, les fonctions des organes abdominaux, fonctions dont tant de personnes se préoccupent à peine. En ne répétant cet exercice que quatre à huit fois par jour, on en ressent bientôt les effets salutaires qui sont accusés par un sentiment de chaleur agréable vers la région épigastrique. On le prescrira donc dans la paralysie des muscles abdominaux, dans toutes les espèces d'engorgements chroniques de l'abdomen et leurs suites, dans le traitement de la cure radicale des hernies inguinales et crurales.

Remarque. — Dans les cas où, même après avoir fixé les pieds, le malade éprouve de trop grandes difficultés, lorsqu'il y a des circonstances qui mettent obstacle au mouvement, comme les hernies, lorsque l'on a affaire à des femmes ayant eu plusieurs enfants et dont les muscles abdominaux sont relâchés, enfin, lorsque la plus grande prudence est nécessaire, on peut faciliter l'exécution du mouvement en relevant un peu le tronc au-dessus de la ligne horizontale, au moyen de coussins. On peut ensuite diminuer successivement ces moyens adjuvants, et arriver ainsi à la pleine exécution. Dans ces cas exceptionnels, l'emploi d'un sopha est très-utile.

25. — Mouvement circulaire de la jambe, 4, 6, 8 fois avec chaque jambe.

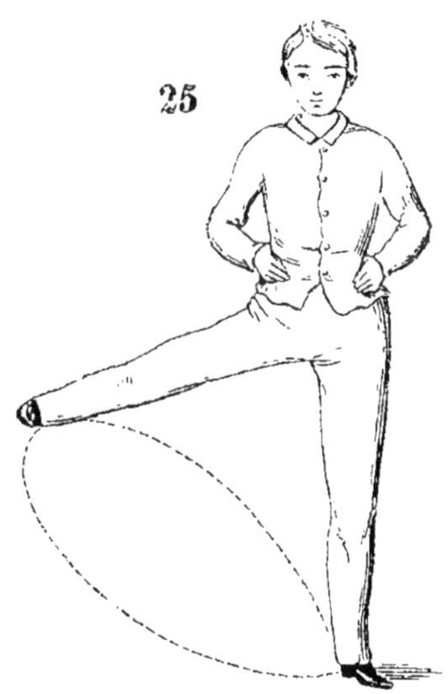

On décrit avec l'une des jambes bien tendue et portée aussi haut que possible un mouvement circulaire ; aussitôt revenu au point de départ, on recommence avec l'autre. On continue cet exercice avec régularité et alternativement avec chaque jambe. Le haut du corps doit être, autant que possible, tenu droit et immobile ; mais, comme, malgré cela, le centre de gravité change de temps en temps, on observe ici un jeu musculaire assez complexe. Non-seulement les muscles de la cuisse (élévateurs), mais aussi les muscles de la région postérieure et latérale du tronc entrent en action. Le but de cet exercice est de faciliter les mouvements de l'articulation coxo-fémorale dans les affections rhumatismales ou goutteuses. Il est bien entendu que toute trace d'inflammation doit avoir disparu. Il est encore indiqué comme dérivatif du sang de la tête et de la poitrine ; on l'emploie dans les paralysies des muscles de la cuisse.

26. — Élévation latérale du membre abdominal, 6, 10, 16 fois avec chaque jambe.

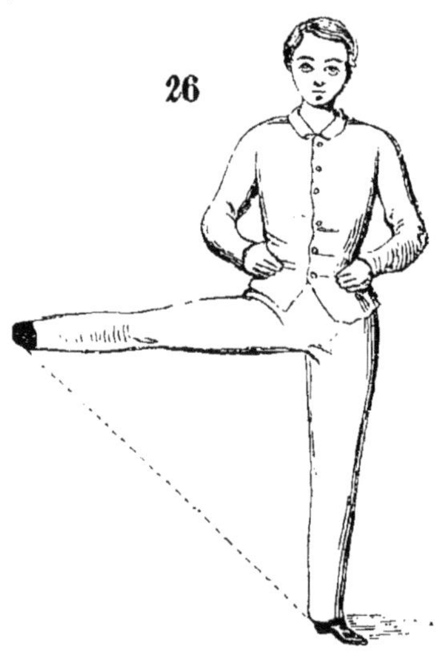

Une jambe étant bien tendue, on élève l'autre en la maintenant dans le plan du corps, et on continue ainsi en changeant de côté alternativement. Cet exercice, pour être bien fait, exige que le mouvement d'élévation soit bien accentué, sans pourtant produire de secousses. On lève d'abord une jambe, puis l'autre. On met en jeu ici les muscles de la région externe, de la cuisse et du bassin, quant à l'indication pratique, elle est la même que pour le n° 25 ; seulement son action plus efficace sur le foie et la rate peut en faire un moyen de traitement dans les engorgements du système de la veine porte. On doit nécessairement le prescrire chez les femmes.

27. — Rotation du membre abdominal sur lui-même, en dehors et en dedans, 20, 30, 40 fois avec chaque jambe.

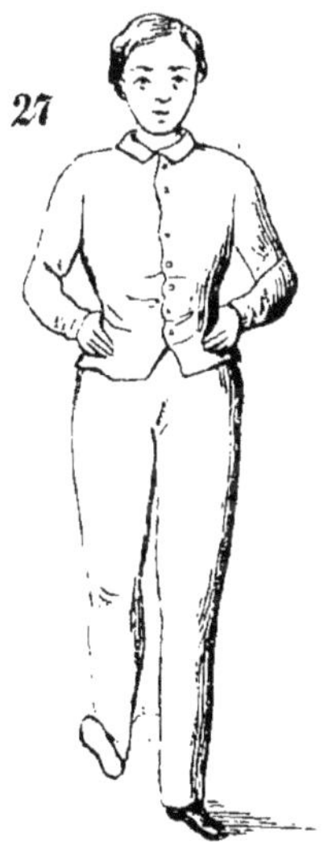

La jambe est bien tendue en avant, puis on fait décrire à la pointe du pied un mouvement de rotation en dehors, en accentuant ce temps de l'exercice, de façon à mettre en équilibre l'action des muscles rotateurs en dehors et rotateurs en dedans. Si l'on fait ce mouvement pendant quelque temps avec la même jambe, avant de se servir de l'autre, on arrive à l'exécuter avec plus de facilité. Il y a, dans ce cas, action simultanée des muscles extenseurs et rotateurs du membre abdominal. L'indication est encore la même que pour le n° 25.

28. — Rapprochement des jambes, 4, 6, 8 fois.

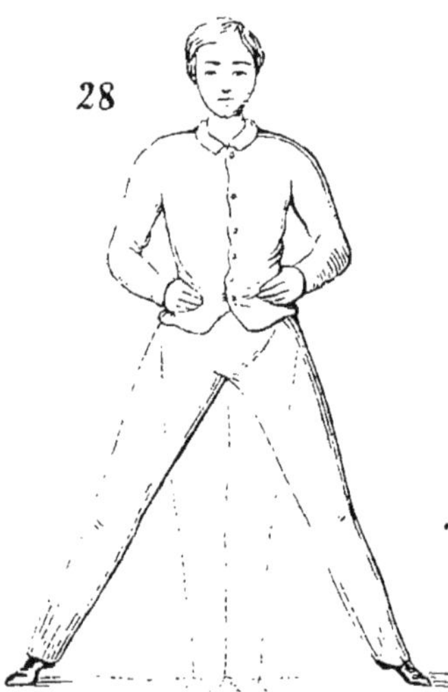

Les jambes sont légèrement écartées ; le pied repose seulement sur sa pointe tournée en dehors ; les genoux sont bien tendus ; on rapproche alors lentement les jambes, sans quitter le sol, comme en glissant. Tout l'effet de ce mouvement se porte sur les muscles des régions péronière et postérieure de la jambe. On prescrira cet exercice dans les paralysies des pieds et les congestions de la tête.

29. — Extension et flexion du genou en avant, 6, 8, 10 fois avec chaque jambe.

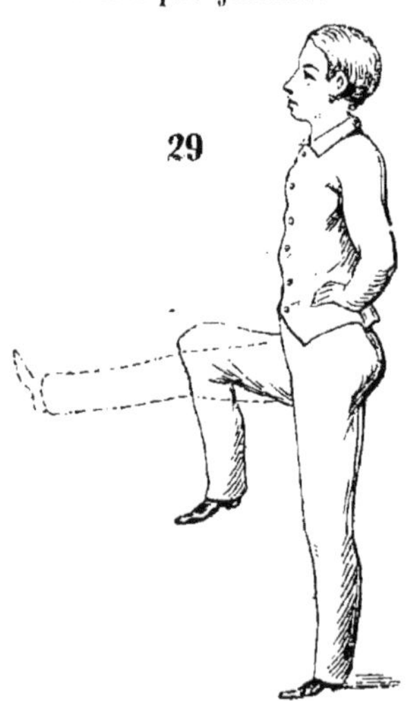

On élève lentement le membre, on fléchit fortement le genou ; puis on étend lentement la jambe sur la cuisse, de manière à ne mettre en jeu que l'articulation du genou. Ce mouvement doit être fait avec les deux jambes alternativement.

La plupart des muscles fléchisseurs et extenseurs de la jambe et du pied et en partie ceux du bassin sont ici en action. Cet exercice est employé contre l'ankylose non douloureuse et la paralysie ; il sert encore à rétablir la circulation des parties supérieures du corps et surtout des organes abdominaux, et à faire disparaître les engorgements hémorrhoïdaux.

30. — Extension et flexion du genou en arrière, 10, 12, 16 fois avec chaque jambe.

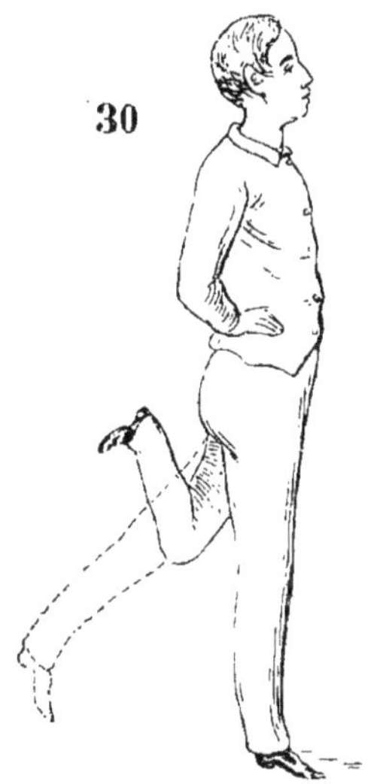

D'après la disposition de l'articulation coxo-fémorale, les mouvements de la jambe sont plus étendus en avant qu'en arrière. Le corps restant dans une position verticale, on porte le membre abdominal autant que possible en arrière ; on plie alors le genou et on l'étend de nouveau. On rend l'exercice plus facile en le continuant quelque temps avec la même jambe avant de commencer avec l'autre. — Les agents de ce mouvement, sont les muscles fléchisseurs et extenseurs de la jambe, qui agissent dans un sens opposé à celui du mouvement précédent. Il y a de plus action des muscles du dos.

Réuni au précédent, cet exercice facilite le jeu des muscles fléchisseurs et extenseurs de la jambe, il contribue à la mobilité du genou, est d'un bon effet, dans les paralysies commençantes de la moelle et du pied, dans les névralgies souvent causées par une congestion vers la tête ou la poitrine. Dans ce dernier cas il est dérivatif.

31. — Flexion et extension du pied, 20, 30, 40 fois de chaque pied.

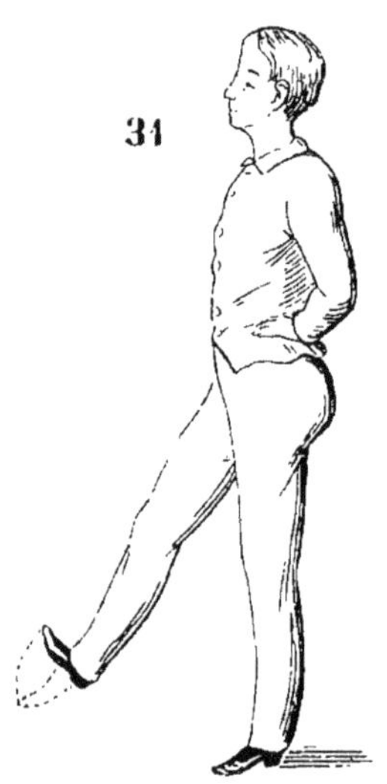

La jambe étant légèrement tendue en avant, on relève et on abaisse successivement la pointe du pied, autant que l'on peut. Le mouvement a pour centre l'articulation tibio-tarsienne ; en même temps on fléchit et on étend aussi les orteils, ce qui nécessite des chaussures assez larges. On pourrait aussi alterner la simple flexion et extension avec un mouvement circulaire du pied.

Les muscles tibiaux, péroniers et tous ceux de la jambe et du pied sont ici en action. On trouve dans cet exercice un moyen de faciliter la mobilité des articulations tibio-tarsienne et métatarso-phalangienne ; de faire descendre le sang des parties supérieures du corps ; d'agir contre les paralysies et contractures du pied ; de réchauffer les extrémités.

32. — Élévation du genou en avant, 4, 8, 12 fois de chaque jambe.

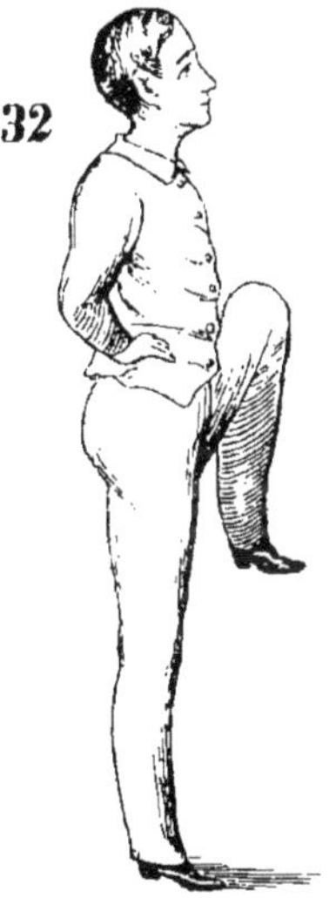

Le genou est fléchi fortement et élevé aussi près que possible de la poitrine. Il faut bien accentuer le mouvement de l'élévation et, bien que cela ne soit pas complétement possible, tenir le corps dans une immobilité parfaite. La liberté de l'articulation et l'action des muscles fléchisseurs arrivent à une telle perfection que l'on finit par amener le genou jusqu'à la poitrine et sans pourtant se pencher en avant. Il y a ici différentes indications personnelles dont il faut bien tenir compte. Le seul moyen d'arriver convenablement au but, est d'éviter les mouvements brusques. Le moyen le plus facile de faire cet exercice est d'alterner les deux jambes. Il agit sur les muscles élévateurs du membre, autant sur les muscles fémoraux que sur les muscles pelviens; et, par son action tant interne qu'externe, il donne une impulsion mécanique à tous les organes de l'abdomen, dont il facilite les fonctions.

On trouvera l'indication de cet exercice dans tous les engorgements de ces parties et les affections chroniques concomitantes, engorgement de la veine porte, digestion pénible par suite d'une lésion de l'intestin grêle, lésion signalée par des selles survenant d'une demi-heure à deux heures après les repas, constipation, coliques venteuses (dans ce cas indication certaine) hypochondrie, hystérie, troubles dans les flux hémorrhoïdaux et menstruels, hémorrhoïdes blanches et leucorrhée chez la femme, etc. C'est encore un moyen facile d'amener la fatigue et par suite le sommeil.

Pour régler l'emploi de cet exercice, il ne faut pas perdre de vue qu'il est très-échauffant. Il doit donc être proscrit quand il y a inflammation des organes abdominaux ou pelviens, quand on craint une hernie ou une hémorrhagie. Il doit de même n'être employé qu'avec beaucoup de précautions chez les femmes qui ont des tendances aux palpitations ou qui sont soumises à un traitement échauffant, ou à l'usage des eaux minérales. Il ne doit être ordonné aux jeunes filles que dans de rares exceptions.

33. — Action de s'asseoir, 8, 16, 24 fois de suite.

Les talons étant bien rapprochés, on s'élève sur la pointe des pieds ; puis, en ayant soin de se tenir bien droit, on s'assoit et on se relève, autant que possible, sans bouger les pieds. Au commencement il sera difficile de tenir le corps bien droit, car en voulant se maintenir en équilibre on s'inclinera toujours d'un côté ou d'un autre. Cette légère difficulté disparaîtra bientôt. Les muscles extenseurs du genou, les péroniers et les muscles des orteils, jouent le plus grand rôle. Il ne faut pas oublier non plus les muscles du tronc, qui prennent une

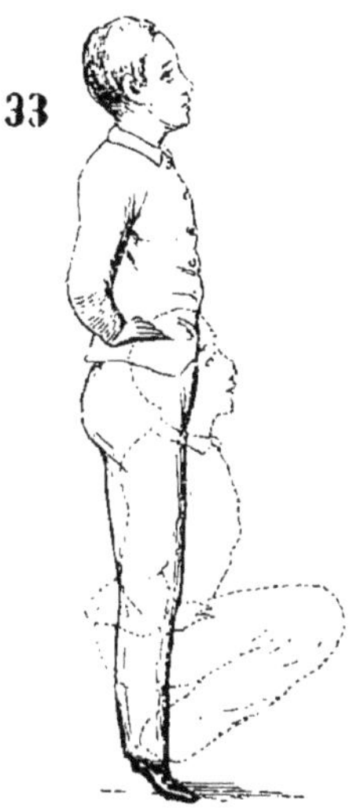

part à l'action, en maintenant le tronc aussi droit que possible. Les effets de cet exercice se portent sur les articulations de la cuisse, de la jambe et du pied ; il sera également d'un bon usage dans les paralysies de la moitié inférieure et les congestions de la moitié supérieure du corps.

Nous avons encore à étudier une série d'exercices composés, c'est-à-dire d'exercices qui ne sont plus localisés dans un membre ou une région, mais qui s'appliquent au corps tout entier.

34. — Passer la canne par-dessus la tête d'avant en arrière et d'arrière en avant, 4, 12, 16 fois en avant, en arrière.

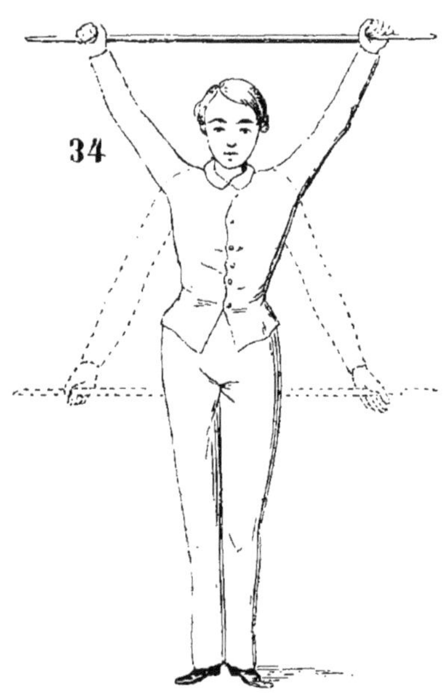

On emploie pour cet exercice une tige cylindrique assez longue pour mesurer l'espace compris entre le sol et l'aisselle de la personne qui s'en sert. On place les deux mains, aux deux bouts du bâton, en tournant la face dorsale en haut ; puis on fait décrire un cercle au bâton de manière qu'il vienne toucher le dos en tournant par-dessus la tête, puis derrière ; on le ramène ensuite en avant. Un point capital, c'est de garder toujours le bras bien tendu au niveau de l'articulation du coude. Il y a là une certaine difficulté pour les commençants, parce que chez bien des gens le manque d'exercice a fait perdre à l'articulation scapulo-humérale la facilité d'exécuter les mouvements. Cette difficulté diminue peu à peu par l'exercice et on peut rapprocher les deux bras, jusqu'à leur faire prendre la position représentée dans la planche. Le mouvement imprimé à la canne produit un léger balancement du tronc, qui amène une nouvelle complication.

L'action se passe en partie dans les muscles de l'épaule, puis dans les muscles extenseurs du bras, ainsi que dans les muscles de l'abdomen et de la région inférieure du dos. Cet exercice est excellent pour donner de la liberté à l'articulation de l'épaule, et il a un effet salutaire dans les paralysies des muscles de cette région, il active aussi les fonctions des organes thoraciques et abdominaux.

35. — Marche avec la canne passée par les coudes pendant 10, 15 minutes.

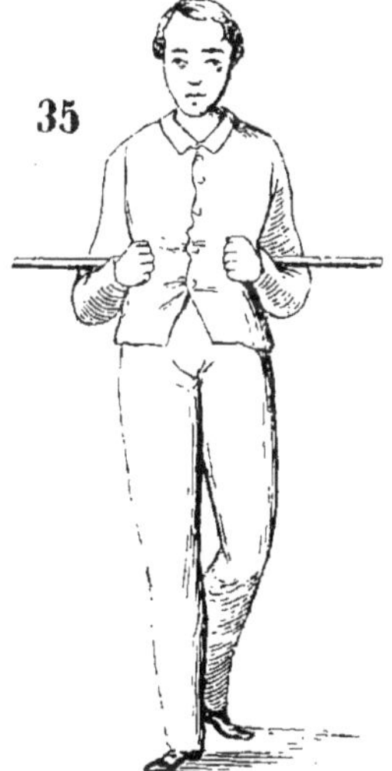

On fléchit les coudes à angle droit, on les porte en arrière et l'on passe entre le dos et les plis de chaque coude, une tige courte et arrondie. On marche ainsi pendant le temps indiqué, en tenant le corps le plus droit possible. Le point principal est de bien porter les bras en arrière et de baisser les épaules. La canne donne le moyen de maintenir dans une position convenable le dos, les bras et les épaules ; position qui, sans cet appui, serait difficile à garder longtemps. On doit donner toute son attention à la direction du corps et à la régularité de la marche. Outre que cet exercice fortifie les muscles de l'épaule, du dos et des bras, il habitue à une marche et à une tenue convenables, en même temps qu'hygiéniques. Il a pour but de modifier la tendance du dos, des épaules, de tout le corps à se courber, à se laisser aller. Ces mauvaises habitudes se rencontrent surtout chez les enfants dont une trop prompte croissance a développé vicieusement la cavité thoracique, mauvaise conformation qui peut persister toute la vie. C'est le principal but médical de cet exercice (1).

36. — Projection du bras en avant et en arrière, 30, 60, 100 fois en avant et en arrière.

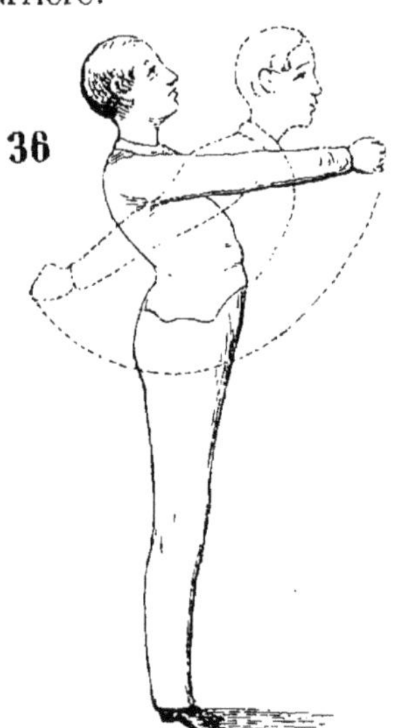

(1) Cet exercice peut encore modifier heureusement *la disposition en ailes des omoplates*, chez les enfants qui se livrent à la masturbation, et qui, plus tard, deviennent souvent phthisiques.

Les bras étant légèrement tendus et les poings fermés, le membre est fortement projeté en avant et en arrière; ceci doit être fait sur la mesure de l'*Allegro*. Il faut éviter toute raideur du tronc, et le fléchir légèrement sur les hanches, afin d'aider le mouvement. Il suit de là que pour maintenir l'équilibre, le corps sera porté en avant quand les bras seront en arrière, et réciproquement. De cette façon, le mouvement devient plus facile et le but est doublement atteint.

A part le mouvement des muscles du bras et de l'épaule, on observe encore un mouvement cadencé des muscles du ventre et du dos. Ce mouvement produit une impression agréable en même temps qu'un effet puissant et régulier. Il agit aussi sur tout le corps d'une façon notable et aide singulièrement la circulation. Cet exercice donne très-vite de bons résultats dans la paralysie des muscles du dos, des bras et du tronc, dans les engorgements des organes abdominaux, en même temps qu'il se recommande par son exécution facile et commode dans certains cas spéciaux, et dès le commencement de la gymnastique. — Malgré l'activité qu'il communique à la circulation, cet exercice n'est pas échauffant, on peut même l'employer pour rappeler la chaleur dans les bras et le tronc. Il est d'un assez bon usage dans la mélancolie, dans ces instants d'apathie corporelle et spirituelle que nous éprouvons si souvent à l'époque des changements de temps et de saisons; enfin dans ces dérangements du système nerveux abdominal qui se montrent quelquefois sans cause appréciable. En répétant 200, 300, 400 fois cet exercice à de courts intervalles, on arrive facilement à combattre cet ennemi caché.

37. — Projection latérale des bras, 30, 60, 100 fois de chaque côté.

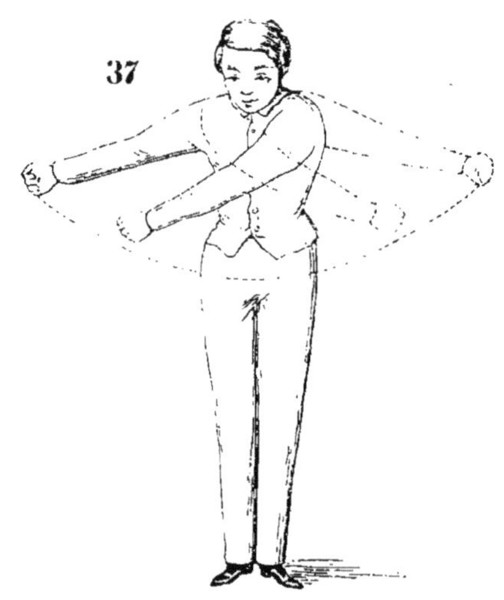

Cet exercice est semblable au précédent ; il n'en diffère que par la direction imprimée aux bras, que l'on projette latéralement. A part cela, tout se passe de même. La partie supérieure du corps et la tête sont un peu fléchies en avant, de façon à faciliter le libre mouvement des bras vers la partie antérieure. — Il faut aussi mouvoir légèrement le tronc sur les hanches, d'où il résulte une légère oscillation cadencée dans un sens opposé à celui du bras.

Outre les muscles moteurs du membre thoracique, l'action se passe encore dans les muscles pectoraux et les muscles abdominaux latéraux, et non antérieurs, comme dans le cas précédent cet exercice agit sur les régions du foie et de la rate, et contre les engorgements de ces organes. La flexion du tronc en avant fait aussi porter l'action d'une manière assez énergique sur les muscles du dos. Quant au reste, les indications sont les mêmes que pour le n° 36.

38. — Mouvement de scier, 10, 20, 30 fois avec chaque bras.

38

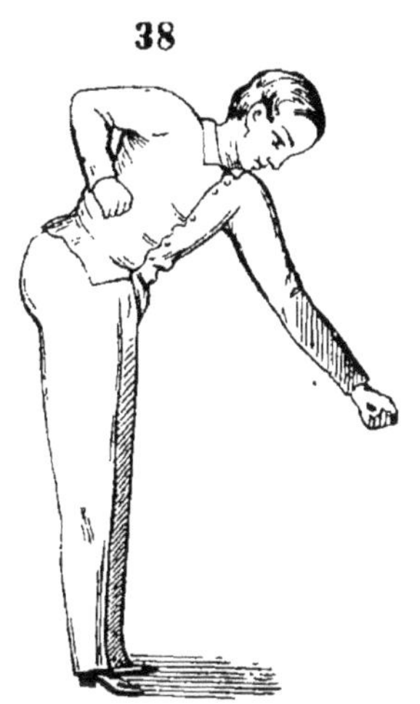

Le haut du corps étant fortement penché en avant, on étend un des bras en avant et en bas, on fléchit l'autre en le dirigeant en arrière et en haut, et on les fait changer alternativement de position. On exécute ce mouvement, comme si l'on voulait éloigner d'une main, un objet que l'on tirerait fortement à soi de l'autre.

Cet exercice met en action plusieurs groupes musculaires très-volumineux, tels que les muscles du bras, de l'épaule et du dos; il est donc indiqué pour ramener ou ranimer le mouvement dans ces régions. Par l'oscillation cadencée qu'il produit, il agit salutairement sur les organes thoraciques et abdominaux, dans les affections causées par un arrêt du cours des liquides, ou par une atonie de ces organes. Il peut encore être un utile auxiliaire dans la résorption ou la diminution des tumeurs glanduleuses de l'abdomen ou du thorax.

39. — Mouvement de faucher, 8, 16, 24 fois des deux côtés.

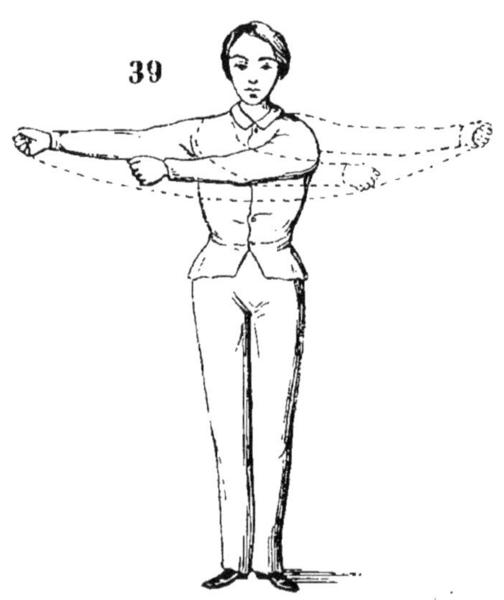

On place le corps et les jambes dans une position ferme et perpendiculaire au sol ; puis on fait décrire aux deux bras fortement tendus, un mouvement horizontal de manière à former un demi-cercle ; les deux bras doivent être étendus dans le même sens, comme l'indique la figure ; il faut également accentuer le mouvement en allant et en venant, de droite à gauche et de gauche à droite. Pour se rendre compte de ce mouvement, il suffit de simuler l'action de faucher et de donner un élan en allant des deux côtés.

D'après la description donnée ci-dessus, l'immobilité du corps offre aux bras une résistance qui se renouvelle chaque fois et de chaque côté ; on voit qu'ici non-seulement les muscles du bras et de l'épaule entrent en action, mais qu'il y a aussi tension cadencée des muscles du tronc et de ceux des membres inférieurs. Cet exercice se trouve donc indiqué lorsque l'on veut ranimer le système musculaire tout entier, comme par exemple dans l'atonie musculaire générale, la paralysie, et spécialement, dans les paralysies commençantes de la moelle, surtout lorsque l'abolition complète de la sensibilité, et l'incertitude dans la marche, vient fixer l'attention du malade.

40. — Mouvement de fendre du bois, 6, 12, 20 fois.

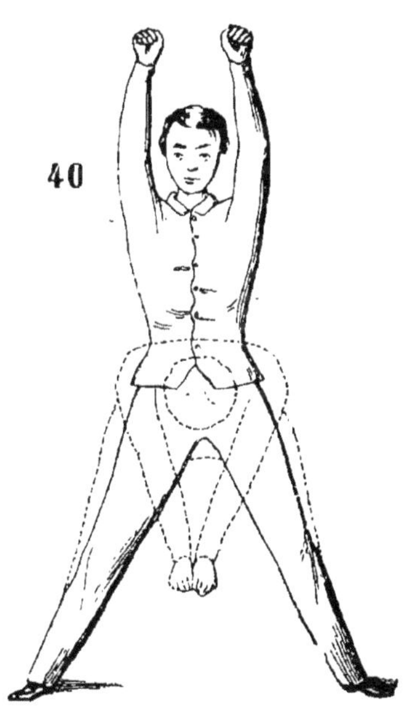

On écarte légèrement les jambes en les maintenant dans le plan du corps ; on élève les bras directement en haut, puis on les abaisse vivement comme si l'on voulait, avec une hache, fendre un morceau de bois que l'on aurait entre les pieds. Il ne faut pas tenir les genoux trop roides, pour faciliter le mouvement.

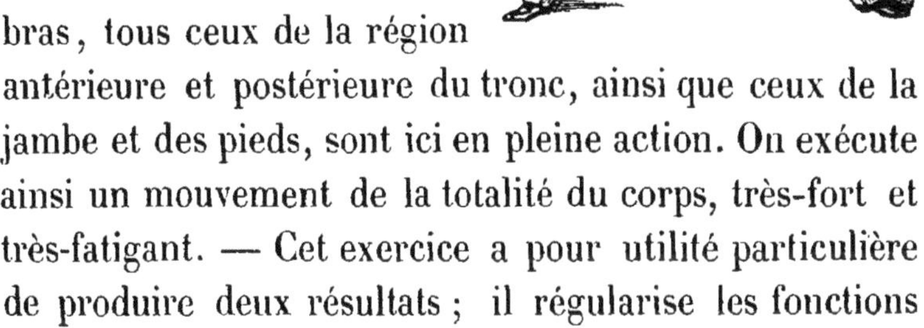

Les muscles élévateurs du bras, tous ceux de la région antérieure et postérieure du tronc, ainsi que ceux de la jambe et des pieds, sont ici en pleine action. On exécute ainsi un mouvement de la totalité du corps, très-fort et très-fatigant. — Cet exercice a pour utilité particulière de produire deux résultats ; il régularise les fonctions des organes abdominaux, en fait disparaître l'atonie, les ramène à la vie ; en même temps il vivifie les nerfs spinaux dans les cas mêmes où il y a déjà de la paralysie.

Néanmoins, il aura besoin d'être modifié, selon que l'on se proposera d'atteindre l'un ou l'autre de ces ceux buts. Dans le premier cas, où l'on veut agir sur les organes abdominaux, il faut accentuer davantage le mouvement de flexion en avant; dans le second cas, lorsqu'il y a paralysie, il faut insister sur le redressement du corps. Il faudra le proscrire dans certains états chez les femmes, et lorsqu'il y aura tendance aux congestions de la tête.

41. — Mouvement de trot sur place, 100, 200, 300 fois de chaque pied.

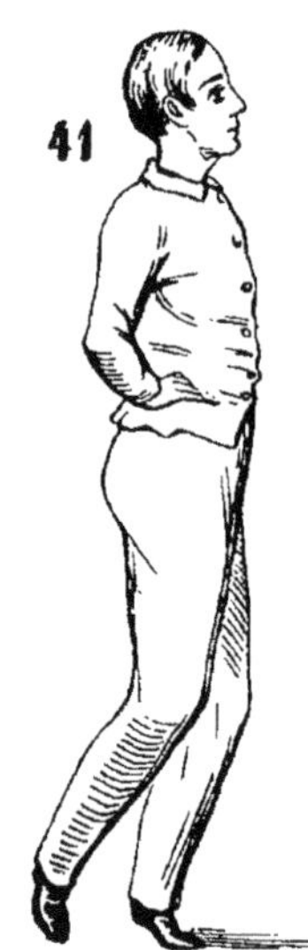

C'est tout à fait le mouvement du trot, avec cette différence, que l'on ne change pas de place, et qu'on le fait sur le même point. Dans ce mouvement, que l'on exécute sur la pointe des pieds, on évite de se pencher en avant comme dans le trot ordinaire. On doit insister sur la position des pieds, car en appuyant tout le pied par terre, il en résulterait des secousses trop fortes de la tête et du tronc, qui pourraient souvent être nuisibles. Il faut conserver de l'aisance et de l'élasticité dans les articulations coxo-fémorale et tibio-fémorale; c'est le seul moyen d'exciter les muscles de la jambe et du pied, en même temps que l'on produit un ébranlement favorable au corps. On peut modifier l'intensité de cet exercice en sautant plus ou moins haut de chaque pied.

Cet exercice se recommande pour amener une légère fatigue, favoriser la circulation, régler et faciliter les selles, faire disparaître les congestions sanguines de la tête et de la poitrine, combattre la paralysie et le refroidissement des pieds. Ce mouvement, en faisant descendre le sang, agit sur le bas-ventre; on peut donc le conseiller pour rappeler les hémorrhoïdes ou les règles. Toutefois, il faudra observer les particularités citées plus loin dans les préceptes spéciaux.

42. — Projection de la jambe en avant et en arrière.

43. — Projection de la jambe latéralement, 8, 16, 24 fois avec chaque jambe de chaque côté.

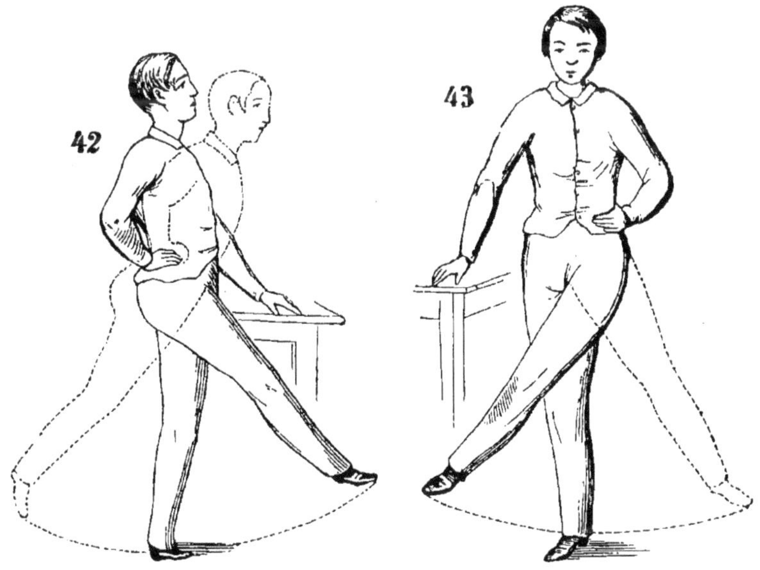

Debout sur un pied, on élève l'autre à un pouce du sol et on projette avec un certain élan d'arrière en avant et de gauche à droite, ce même pied, dont la pointe est abaissée dans les commencements; si l'on veut garder l'équilibre, il faudra prendre un point d'appui sur une chaise ou sur une table. On doit tâcher de s'en passer aussitôt que possible, car l'on perd ainsi une grande partie de l'effet produit sur tout le corps. Car, pour conserver l'équilibre, il y a un jeu musculaire assez compliqué, qui entre pour beaucoup, dans le résultat que l'on se propose d'atteindre.

Ces deux mouvements se passent principalement dans les muscles supérieurs de la cuisse et du bassin, ainsi que dans ceux du dos; ils s'étendent même jusqu'au cou, à la jambe, au pied; car le membre abdominal, qui est dans un repos apparent, joue un grand rôle en servant de base, de soutien à tout le corps.

Ces deux mouvements sont indiqués contre les affections chroniques (non inflammatoires) rhumatismales et goutteuses de l'articulation coxo-fémorale, contre la paralysie du pied ; c'est encore un exercice de mouvement général.

44. — Passer la jambe par-dessus une canne, 4, 6, 8 fois avec chaque jambe en avant et en arrière.

On prend une canne ou une tige droite que l'on tient par les deux bouts, de telle sorte que l'écartement des deux mains dépasse la largeur du corps. On se penche ensuite un peu en avant et l'on tâche de passer la jambe par-dessus la canne, en ayant soin de ne pas fléchir l'articulation tibio-tarsienne. De cette façon, si les mains n'abandonnent pas la canne, la jambe, en passant au-dessus, fait un angle droit avec elle. Quand on fait passer les deux jambes par-dessus la canne, on les fait repasser de nouveau dans le sens inverse. Ce mouvement, assez difficile au commencement, est même impossible pour certaines personnes.

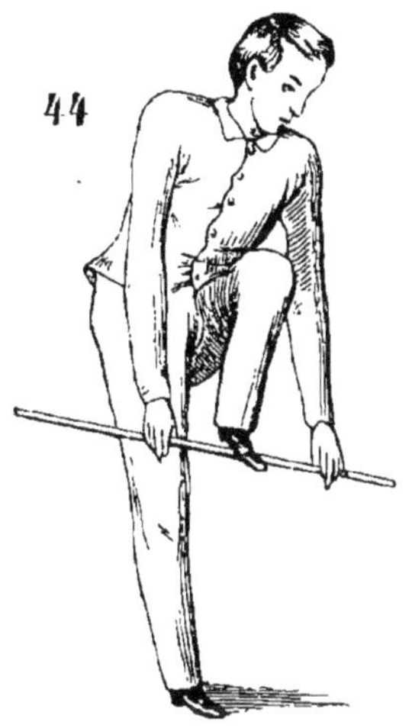

Le mouvement est ici de peu d'importance; mais il faut principalement faire attention aux muscles élévateurs et de la jambe et du bassin, qui sont ici à leur maximum de contraction. On observe donc une action spéciale sur la partie inférieure du canal intestinal, sur le rectum et sur les vaisseaux hémorrhoïdaux. Pour cette raison, on peut ranger cet exercice parmi ceux que l'on exécute tous les jours, et surtout lorsque l'on veut combattre une constipation opiniâtre, des hémorrhoïdes sèches; il est bien entendu que celles-ci ne seraient ni enflammées ni irritées. Dans les cas de congestion vers la tête, de hernies, il faudra proscrire cet exercice; de même chez les femmes.

45. — Rouler sur le dos, 30, 40, 50 fois des deux côtés.

On s'étend bien à plat sur une couverture douce, et l'on se place un coussin sous la tête. Les bras sont croisés sur la poitrine, les jambes à demi fléchies, les pieds touchent à terre. On imprime alors au corps un mouvement de roulement de telle façon qu'on se trouve sur le dos, puis sur les épaules et les hanches; à chaque demi-tour que l'on fait, on répète ce mouvement en sens inverse, jusqu'à ce que l'on se trouve sur le côté opposé. On doit exécuter ce mouvement entièrement d'un côté à l'autre, de manière à décrire un demi-cercle.

45

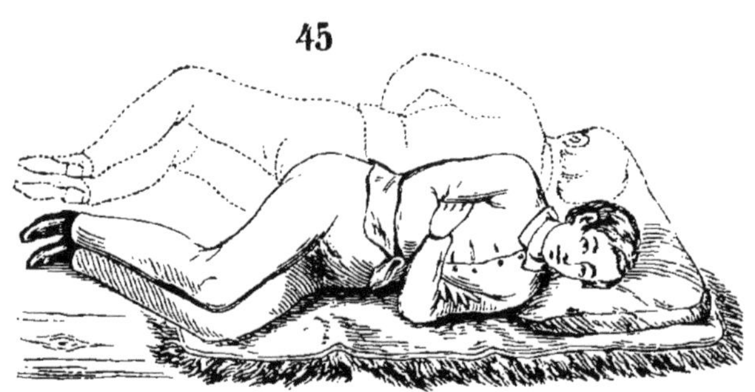

Le but de ce mouvement n'est pas seulement de mettre les muscles en action, — car cette action est presque nulle (c'est pourquoi il n'est pas fatigant), — mais d'imprimer aux organes internes et spécialement à ceux qui sont contenus dans l'abdomen, un déplacement cadencé.

Malgré leur simplicité, ces mouvements remplissent plusieurs indications bien connues des médecins; par exemple, dans les cas de congestion et d'engorgement des organes abdominaux, ils régularisent la marche du sang; ils font disparaître la gêne que produisent les bourrelets hémorrhoïdaux, même avant leur inflammation, le ténesme de la vessie qui résulte de la présence de ces hémorrhoïdes, ou même ces douleurs atroces que les femmes ressentent dans le bas-ventre à l'époque des règles. Le même exercice est encore bon dans la tympanite et les coliques venteuses, ou lorsque l'on veut réduire les hernies étranglées ou difficiles à réduire.

Comme pour nous cet exercice n'est pas curatif, mais palliatif, nous ne jugeons pas nécessaire de le faire figurer dans l'ordre journalier des mouvements; nous conseillerons seulement de s'en servir quand l'occasion ou le besoin s'en présentera.

V

PRECEPTES PARTICULIERS.

Afin de faciliter et d'assurer l'application des règles de la gymnastique, je donne dans ce chapitre une série de préceptes spéciaux pour les principaux cas dans lesquels la gymnastique de chambre peut être employée au point de vue médical. On ne devra pas perdre de vue que l'usage de ces préceptes devra toujours être approprié aux besoins de chaque individu.

Je répéterai de plus que, si on les emploie dans un but curatif, ces exercices ne doivent pas être considérés comme une panacée. Toutefois, il faut leur donner une place essentielle dans la régularisation des mouvements nécessaires pour arriver à une guérison. En prescrivant les mouvements simples, j'ai eu soin de les ordonner de façon à activer successivement les muscles des régions voisines et, en même temps, à ne pas mettre toujours en action les mêmes groupes de muscles, ce qui pourrait causer une grande irritation. Aussi, dans les cas où l'on veut agir localement, il faut, outre les exercices propres à la région que l'on a en vue, prescrire encore ceux qui peuvent, en agissant indirectement, compléter le traitement (1).

Les préceptes indiqués ici pourront encore servir de règles lorsque l'on aura affaire à des cas analogues à ceux qui ont été cités.

Pour en rendre l'application plus facile et plus claire, j'ai cru devoir mettre de nouveau, entre parenthèses, le nombre de fois qu'il faut répéter chaque exercice simple; on verra en même temps si le but médical que l'on veut atteindre exige des changements dans la forme générale.

On observera que j'ai mis un T dans quelques exercices; c'est pour indiquer qu'il faut faire des respirations fortes et profondes, que l'on répétera six ou huit fois. (III. 7.)

Lorsqu'on aura des préceptes qui ont un but tout

(1) Un fait qui recommande encore ces exercices complémentaires, c'est que, dans les cas médicaux, une excitation générale peut amener à un élan de toute l'organisation, tout aussi bien et quelquefois mieux que des moyens dirigés sur un seul point. Chaque rouage d'une machine compliquée marche plus vite, si l'on imprime au tout un mouvement plus rapide. La physiologie nous explique qu'il en est de même dans notre organisation. Les idées que j'émets à ce sujet ne s'accordent pas tout à fait avec la gymnastique Suédoise; en effet, elle veut avant tout que l'on concentre, autant que possible, les mouvements sur un seul point. Selon moi, c'est une mauvaise économie. La somme de la vitalité intrinsèque d'un seul point, même dans les plus mauvaises conditions, n'est pas aussi restreinte que pourrait le faire croire cette manière de voir. Lorsqu'un muscle est affaibli, il pourra se soutenir plus longtemps s'il agit de concert avec d'autres, et rendre par conséquent plus de services, que s'il était obligé d'agir seul.

à fait spécial et local, et dans lesquels on recommande de répéter quelques-uns des exercices principaux (ex-n°s 4, 5, 6), il faudra, surtout au commencement, se borner à faire exécuter seulement les mouvements; c'est ainsi que l'on habituera le corps et les muscles, en évitant la fatigue et une trop grande surexcitation.

PREMIER PRÉCEPTE.

Pour détourner le trop grand afflux du sang, les névralgies de la tête et de la poitrine.

Rotation des bras sur place, n° 16 (30, 40, 50).

La main décrit un mouvement de 8 de chiffre, n° 17 (20, 30, 40).

Flexion et extension des doigts, n° 18 (12, 16, 20) T.

Mouvement circulaire de la jambe, n° 25 (4, 6, 8).

Élévation latérale du membre abdominal, n° 26 (6, 10, 16). A éviter chez la femme.

Rotation du membre abdominal sur lui-même, n° 27 (40, 50, 60).

Frotter les mains, n° 19 (40, 60, 80), avec les modifications notées, exercice 19.

Rapprochement des jambes, n° 28 (6, 12, 16) T.

Extension et flexion du genou en avant, n° 29 (6, 8, 10).

— — — en arrière, n° 30 (10, 12, 16).

— — du pied, n° 31 (30, 50, 60).

Action de s'asseoir, n° 33 (8, 16, 24) T.

Projection de la jambe en avant et en arrière, n° 42 (8, 16, 24).

Projection de la jambe latéralement, n° 43 (8, 16, 24).

Mouvement de trot sur place, n° 41 (100, 300, 500) T.

Action de s'asseoir, n° 33 (8, 16, 24).

Si, après l'exécution de cette prescription, on ne voit pas l'effet se manifester par l'élévation de température des extrémités inférieures, on a recours à un moyen très-simple, la flagellation des pieds. Ce qui se fait au moyen d'une canne ou d'un morceau de bois, avec lequel on frappe sur les semelles des bottes, jusqu'à ce que l'on éprouve à la plante des pieds un léger sentiment de chaleur ou de cuisson. C'est là un moyen efficace et énergique pour les personnes qui ont toujours les pieds froids.

DEUXIÈME PRÉCEPTE.

Pour faciliter et améliorer la respiration, dans le cas de mauvaise construction du thorax, tubercules commençants, asthme, etc., etc.

Élévation des épaules, n° 3 (30, 40, 50).
Mouvement circulaire des bras, n° 4 (8, 12, 20).
Élévation latérale des bras, n° 5 (10, 24, 40) T.
Coudes en arrière, n° 6 (8, 12, 16).
Mains fermées par derrière, n° 7 (8, 12, 16) T.
Extension des bras en dehors, n° 10 (10, 20, 30).
— — en haut, n° 11 (4, 8, 12) T.
Flexion du corps latéralement, n° 21 (10, 16, 24).
Développement horizontal des bras, n° 15 (12, 16, 24) T.
Mouvement circulaire du tronc, n° 23 (6, 10, 16).
Saisir la canne par-dessus la tête, etc., n° 34 (8, 20, 30) T.

Dans les cas de la catégorie ci-dessus, qui présenteraient une différence dans les deux côtés de la poitrine ou dans la respiration, on pourra remplacer *la respiration forte et profonde par la respiration forte et inégale des deux côtés* (n° 8).

Dans les cas d'asthme où les signes médico-physiques font constater une dilatation des cellules pulmonaires (emphysème), on doit dans la respiration forte (soit égale, soit inégale) accentuer l'expiration. Il faut de plus recommander ici l'action de la voix dans tous les tons susceptibles de favoriser l'acte respiratoire, comme parler haut, déclamer, rire, chanter, etc., etc.

TROISIÈME PRÉCEPTE.

Contre l'inertie et l'engorgement des fonctions du bas-ventre en général, et contre les nombreuses affections concomitantes, les engorgements de la veine porte, les digestions difficiles, la constipation, la céphalalgie, les engorgements hémorrhoïdaux, l'hypochondrie, l'hystérie, la mélancolie.

Flexion du tronc en avant et en arrière, n° 20 (10, 20, 30).

Flexion du corps latéralement, n° 21 (20, 30, 40).

Passer la canne par-dessus la tête, etc., n° 34 (4, 12, 16) T.

Mouvement de rotation du tronc, n° 22 (8, 16, 24).

Extension et flexion du genou en avant, n° 29 (4, 6, 8).

Mouvement circulaire du tronc, n° 23 (8, 16, 20) T.

Mouvement de scier (*), n° 38 (10, 20, 30).

Redressement du tronc, n° 24 (4, 8, 12).

Élévation latérale du membre abdominal, n° 26 (6, 10, 16), proscrit chez la femme.

Mouvement de fendre du bois (*), n° 40 (6, 8, 12) T, proscrit chez la femme.

Projection des bras en avant et en arrière, n° 36 (20, 40, 60).

Élévation du genou en avant (*), n° 32 (4, 10, 16).

Projection latérale des bras, n° 37 (30, 60, 100) T.

Passer la jambe par-dessus la canne (*), n° 44 (4, 6, 8), proscrit chez la femme.

Mouvement de trot sur place, n° 41 (100, 150, 200) T.

Les exercices marqués d'un astérisque doivent être diminués de moitié, et même de plus, dans les cas où on les ordonnerait à des malades soumis à un traitement thermal très-échauffant ou excitant.

Le massage du ventre, en augmentant l'activité des organes de cette région, est encore un moyen auxiliaire excellent. On doit le faire le matin, au lit, le malade étant couché sur le dos, et les muscles de l'abdomen non tendus. On place les pouces dans les flancs, près des hanches, les doigts étendus sur le ventre, et l'on pratique ainsi pendant quelques minutes une forte manipulation ou massage. Il y a encore un excitant plus énergique, c'est *une pression par secousses* : on comprime alors, avec la paume des deux mains, les parois du ventre qui sont dans le relâchement, on presse avec assez de force et on lève brusquement les mains ; ce mouvement provoque un rebondissement des parois élastiques du ventre et en même temps des intestins. Dans les douleurs de ventre, de cause non inflammatoire, telles que crampes, coliques venteuses, etc., etc., on est déjà bien soulagé par de simples frictions.

Dans les affections chroniques du ventre, il faut faire une grande attention à la position que l'on prend dans le lit. La meilleure est le décubitus dorsal ; en effet, en même temps que la respiration est plus libre, les intestins sont soumis à une moindre pression, et le corps tend moins à se ramasser sur lui-même que quand on est couché sur le côté. S'il y a affection chronique du foie, de la rate, il faudra éviter le décubitus sur le côté droit pour le premier cas, sur le côté gauche pour le second.

QUATRIÈME PRÉCEPTE.

Pour faciliter les selles.

Projection des bras en avant et en arrière, n° 36 (20, 40, 60).
— latérale des bras, n° 37 (20, 40, 60) T.
Redressement du tronc, n° 24 (4, 8, 12).
Mouvement de scier, n° 38 (10, 20, 30).

Mouvement circulaire du tronc, n° 23 (8, 12, 16).

Mouvement de fendre du bois, n° 40 (6, 8, 12) T ; à éviter chez la femme.

Elévation du genou en avant, n° 32 (6, 12, 20).

Projection du bras en avant et en arrière, n° 36 (30, 60, 100).

— latérale du bras, n° 37 (30, 60, 100) T.

Mouvement de trot sur place, n° 41 (100, 200, 300).

Mouvement circulaire du tronc, n° 23 (8, 16, 20), avec les modifications n° 23.

Quand la constipation est trop forte ou trop opiniâtre, on trouvera le plus simple et le meilleur auxiliaire dans des lavements simples et abondants d'eau tiède.

CINQUIÈME PRÉCEPTE.

Pour le traitement des hémorrhoïdes (1) engorgées et du dérangement des menstrues.

Mouvement de faucher, n° 39 (6, 10, 16).

Projection des bras en avant et en arrière, n° 36 (20, 30, 50).

(1) L'expression *hémorrhoïde* est prise habituellement dans un sens trop général, et par conséquent trop indéterminé. Il faudra, d'après leurs causes et leurs symptômes, diviser les hémorrhoïdes (c'est-à-dire formation de bourrelet, irritation sèche ou hémorrhagie par l'anus) en deux classes : 1° hémorrhoïdes primitives (essentielles) qui existent sans état pathologique appréciable. Dans ce cas, soit par suite d'une hypérémie générale, rarement produite par un défaut d'équilibre entre l'assimilation et l'excrétion, soit à cause d'une faiblesse des parois veineuses, le sang, sollicité à descendre par l'attitude verticale, s'amasse en produisant ainsi un état variqueux ; 2° hémorrhoïdes qui sont le résultat secondaire d'un autre état pathologique, tel qu'une congestion de la région de l'anus à la suite d'un arrêt dans la circulation ou dans les fonctions d'organes voisins (foie, rate, cœur, poumon).

Le cas le plus ordinaire est d'observer, dans des hémorrhoïdes essentielles, des rémissions dans la douleur et de l'intermittence dans les

Extension des bras en bas, n° 12 (10, 20, 30). Ce mouvement pourra être fait avec secousses, autant que la tête n'en sera pas dérangée.

Mouvement de trot sur place, n° 41 (100, 150, 200) T.

Mouvement de scier, n° 38 (10, 20, 30).

Élévation du genou en avant, n° 32 (4, 8, 12).

Projection latérale des bras, n° 37 (20, 30, 50).

Passer la jambe par-dessus la canne, n° 44 (4, 6, 8) ; à éviter chez la femme.

Projection de la jambe latéralement, n° 43 (8, 16, 24).

Élévation du genou en avant, n° 32 (4, 8, 12).

Mouvement de trot sur place, n° 41 (150, 200, 300).

Passer la jambe par-dessus la canne, n° 44 (4, 6, 8). A éviter chez la femme.

SIXIÈME PRÉCEPTE.

Contre les pollutions fréquentes.

Mouvement circulaire des bras, n° 4 (8, 12, 20).

Élévation latérale des bras, n° 5 (10, 20, 30).

Coudes en arrière, n° 6 (8, 12, 16).

Extension des bras en avant, n° 9 (10, 20, 30).

— — en dehors, n° 10 (10, 20, 30).

— — en haut, n° 11 (4, 8, 12) T.

Mouvement de fendre du bois, n° 40 (6, 12, 20). Accentuer le mouvement de redressement.

Mouvement de scier, n° 38 (10, 20, 30).

Réunir les bras horizontalement, n° 14 (8, 12, 16).

hémorrhagies. Il ne faudra employer le précepte ci-dessus mentionné que lorsque le flux hémorrhoïdal, devenu pour ainsi dire nécessaire, sera entravé, et entraînera, comme par répercussion, certains états pathologiques. S'il y a hémorrhoïdes symptomatiques ou secondaires, il faudra combattre les causes qui peuvent être bien différentes.

Dans les cas d'inflammations des bourrelets hémorrhoïdaux, ou d'hémorrhagies très-fortes à la suite d'hémorrhoïdes ou de règles, au lieu de prescrire des mouvements, il faudra condamner le malade à un repos absolu.

Développement horizontal des bras, n° 15 (8, 12, 16).

Action de s'asseoir, n° 33 (8, 16, 24).

Mouvement de faucher, n° 39 (8, 16, 24) T.

Frotter les mains, n° 19 (40, 60, 80).

Mouvement de fendre du bois, n° 40 (6, 12, 20). Accentuer le mouvement de redressement.

Projection latérale des bras, n° 37 (30, 60, 100).

Mouvement de scier, n° 38 (10, 20, 30) T.

Dans les cas opiniâtres, il est bon de prendre, avant de se coucher, un *bain de siége* d'une durée de six à huit minutes, et à une température, de 10 à 12° Réaumur. On peut aussi s'administrer un petit lavement d'eau simple, de la même température et se coucher ensuite, non sur le dos, mais sur le côté; c'est une exception qui n'a lieu qu'ici.

SEPTIÈME PRÉCEPTE.

Contre les paralysies musculaires commençantes.

Comme les paralysies musculaires affectent autant de degrés et de formes qu'il y a de muscles dans le corps humain, on peut les rencontrer dans la pratique ; mais il ne faut pas s'attendre à m'en voir faire ici une étude théorique. C'est un sujet trop vaste pour cet ouvrage. Il suffira d'un coup d'œil général pour régler le traitement médico-gymnastique qui doit leur être appliqué. Je tâcherai d'arriver à ce but dans les deux préceptes qui vont suivre, en traitant, dans l'un, de la paralysie du membre thoracique, dans l'autre, de celle du membre abdominal. Quand la maladie atteindra un certain groupe de muscles ou même des muscles isolés, on devra s'arranger de façon qu'un mouvement complémentaire, dans un rapport de 3 à 4 avec le mouvement normal, vienne réagir sur les parties affectées. Telle sera aussi l'indication dans les hémiplégies, alors que le côté malade devra exécuter des mouvements dans le rapport ci-dessus avec ceux du côté opposé. Quand on se sert de la gymnastique médicale contre les paralysies, *une attention extrême et une forte volonté* sont indispensables ; c'est de là que dépend le plus ou moins d'innervation des muscles paralysés. Si la paralysie était assez avancée pour que la volonté fût impuissante, il faudrait encore essayer de faire exécuter des mouvements passifs, c'est-à-dire à l'aide d'une personne étrangère qui ferait mouvoir les membres, et tâcher de rappeler ainsi quelque activité dans les membres.

Certaines manipulations mécaniques viennent encore aider puissamment au traitement de la paralysie. Cela dépend de l'accessibilité plus ou moins grande des muscles malades. Ce sont le massage, la percussion avec le bord de la main, les frictions, *fortes* avec le bout des doigts, *légères* avec la paume de la main. Ces frictions doivent être faites en suivant le trajet du sang, des extrémités vers le cœur. Si l'on observe que ces manipulations ont un effet salutaire, il est très-logique d'en faire précéder les exercices. On peut les répéter une ou plusieurs fois par jour, en ayant garde pourtant de ne pas les pousser au point de produire de la douleur.

a. Contre les paralysies commençantes du membre thoracique.

Élévation des épaules, n° 3 (30, 40, 50).
Mouvement circulaire des bras, n° 4 (8, 12, 20).

Élévation latérale des bras, n° 5 (10, 20, 30) T.

Coudes en arrière, n° 6 (8, 12, 16).

Mains fermées par derrière, n° 7 (8, 12, 16).

Mouvement de scier, n° 38 (10, 20, 30).

Extension du bras en avant, n° 9 (10, 20, 30).

— — en dehors, n° 10 (10, 20, 30) T.

— — en haut, n° 11 (4, 8, 12).

— — en bas, n° 12 (10, 20, 30).

— — en arrière, n° 13 (6, 12, 16) T.

Flexion et extension des doigts, n° 18 (30, 40, 50).

La main décrit un mouvement de 8 de chiffre, n° 17 (20, 30, 40).

Flexion et extension des doigts, n° 18 (16, 24, 40).

Frotter les mains, n° 19 (50, 80, 100).

b. Contre la paralysie commençante du membre abdominal.

Mouvement circulaire de la jambe, n° 25 (4, 6, 8).

Élévation latérale du membre abdominal, n° 26 (6, 10, 16). A proscrire chez la femme.

Rotation du membre abdominal sur lui-même (*), n° 27 (20, 30, 40).

Rapprochement des jambes, n° 28 (4, 6, 8) T.

Extension et flexion du genou en avant (*), n° 29 (6, 8, 10).

— — — en arrière, n° 30 (10, 12, 16).

— — du pied (*), n° 31 (20, 40, 60).

Action de s'asseoir, n° 33 (8, 16, 24) T.

Redressement du tronc 24 (4, 6, 8).

Mouvement de faucher, n° 39 (10, 20, 30).

Mouvement de trot sur place, n° 41 (100, 200, 300).

Projection de la jambe en avant et en arrière, n° 42 (8, 16, 24).

Projection de la jambe latéralement (*), n° 43 (8, 16, 24) T.

Dans le cas où la station serait impossible, on pourrait

faire exécuter les mouvements marqués d'un astérisque (*) en faisant garder aux malades une position horizontale, avec les jambes un peu élevées.

On conseille aux personnes affectées de paralysie de mettre entre chaque exercice journalier des intervalles de repos plus ou moins longs, ou de les faire de temps en temps alterner avec des mouvements simples. Il faudra bien prendre garde de ne pas trop surexciter par des mouvements brusques et violents, les nerfs et les muscles en action.

HUITIÈME PRÉCEPTE.

Pour les cas où l'on n'a pas un but local, mais où l'on veut agir sur la constitution générale d'une façon curative ou simplement hygiénique; en un mot, pour les cas où l'on ne veut produire que des mouvements salutaires, par exemple dans l'atonie musculaire ou nerveuse, dans l'anémie (pâles couleurs), dans la scrofule, etc.; chez les personnes sédentaires en général.

a. Pour des hommes adultes.

Mouvement circulaire du bras, n° 4 (8, 12, 20).
Extension des bras en avant, n° 9 (10, 20, 30).
— — en dehors, n° 10 (10, 20, 30).
— — en haut, n° 11 (4, 8, 12) T.
Mouvement circulaire du tronc, n° 23 (8, 16, 30).
Frotter les mains, n° 19 (40, 60, 80).
Redressement du tronc, n° 24 (4, 8, 12).
Élévation latérale du membre abdominal, n° 26 (6, 10, 16) T.
Rapprochement des jambes, n° 28 (4, 6, 8).
Extension et flexion du pied, n° 31 (20, 30, 40).
Mouvement de scier, n° 38 (10, 20, 30).
Élévation du genou en avant, n° 32 (4, 8, 12) T.
Projection du bras en avant et en arrière, n° 36 (30, 60, 100).
Action de s'asseoir, n° 33 (8, 16, 24).
Projection latérale du bras, n° 37 (30, 60, 100) T.

Mouvement de fendre du bois, n° 40 (6, 12, 20).
— de trot sur place, n° 41 (100, 200, 300).
— de faucher, n° 39 (8, 16, 24).
Projection de la jambe en avant et en arrière, n° 42 (8, 16, 24).
Projection de la jambe latéralement, n° 43 (8, 16, 24).

b. Pour les femmes adultes.

Mouvement circulaire du bras, n° 4 (4, 6, 10).
Élévation latérale du bras, n° 5 (5, 10, 15).
Mains fermées par derrière, n° 7 (4, 6, 8).
Flexion du tronc en avant et en arrière (*), n° 20 (5, 10, 15).
Extension des bras en avant, n° 9 (5, 10, 15).
— — en dehors, n° 10 (5, 10, 15) T.
Flexion du corps latéralement (*), n° 21 (10, 15, 20).
Projection du bras en avant et en arrière, n° 36 (15, 30, 50).
Extension et flexion du genou en avant, n° 29 (3, 4, 5).
— — — en arrière, n° 30 (5, 6, 8).
Mouvement de rotation du tronc (*), n° 22 (5, 10, 15).
Mouvement de scier (*), n° 38 (5, 10, 15) T.
Rapprochement des jambes (*), n° 28 (2, 3, 4).
Projection latérale des bras, n° 37 (15, 30, 50).
Extension et flexion du pied, n° 31 (10, 15, 20).
Mouvement de faucher (*), n° 39 (4, 8, 12).
Action de s'asseoir (*), n° 33 (4, 8, 12).

Les mouvements marqués (*) doivent être évités, pendant la période de la menstruation.

c. Pour les personnes des deux sexes au-dessus de 60 ans.

Mouvement circulaire du bras, n° 4 (4, 6, 10).
Mouvement circulaire de la jambe, n° 25 (2, 3, 4).
Réunion des bras horizontalement, n° 14 (4, 6, 8).
Développement horizontal des bras, n° 15 (4, 6, 8) T.

Flexion du tronc en avant et en arrière, n° 20 (5, 10, 15).
Frotter les mains, n° 19 (20, 30, 40).
Rotation du membre abdominal, etc., n° 27 (10, 15, 20).
Extension du bras en dehors, n° 10 (5, 10, 15).
— — en bas, n° 12 (5, 10, 15).
— — en arrière, n° 13 (3, 5, 8) T.
Action de s'asseoir, n° 33 (4, 8, 16).
Projection des bras en avant et en arrière, n° 36 (15, 30, 50).
Flexion du corps latéralement, n° 21 (10, 15, 20) T.
Mouvement de scier, n° 38 (5, 10, 15).
Projection latérale des bras, n° 37 (15, 30, 50).
Mouvement de trot sur place, n° 41 (50, 100, 150) T.

NEUVIÈME PRÉCEPTE.

Pour la conformation extérieure, et la santé générale des enfants des deux sexes.

Dès que les enfants ont atteint l'âge de quatre à cinq ans, on peut les regarder comme aptes à exécuter les mouvements ci-dessus. Ceci serait surtout applicable aux établissements d'éducation (1), aux salles d'asile, aux

(1) A cette occasion je ne puis m'empêcher de donner aux instituteurs de la jeunesse un conseil qui, d'après le genre d'éducation adopté de nos jours, est d'une très-grande importance au point de vue médical, parce qu'il regarde l'attitude, la conformation du corps et la santé générale ; c'est de ne pas laisser un enfant assis, et l'esprit occupé pendant plus de deux heures. L'habitude que l'on a dans les écoles de faire reposer pendant dix minutes ou un quart d'heure, ne remplit pas ce but hygiénique. Selon moi, il ne serait pas incompatible avec les besoins de l'instruction, de faire suivre une étude de deux heures, d'un quart d'heure d'exercices réguliers et systématiques, pris dans les listes ci-mentionnées, et que l'on pourrait exécuter soit dans le local même de l'école, soit au dehors. Tous les maîtres, ceux mêmes qui n'auraient aucune notion de gymnastique, pourraient remplacer leur surveillance ordinaire, par la surveillance de ces exercices. Un intervalle d'étude ainsi employé, serait le meilleur moyen de reprendre avec fruit les travaux d'esprit.

écoles primaires, dans lesquelles la gymnastique serait adjointe au programme journalier.

Si, pendant tout le temps de la jeunesse, on fait exécuter ce genre de mouvements, ces exercices, répétés deux ou trois fois par semaine, seront suffisants; une *partie même,* de ces préceptes, remplira le but alors que la seule raison sera le manque d'exercice corporel.

Si l'on veut être certain que ces exercices sont faits utilement, il est nécessaire qu'une personne adulte (père, mère, instituteur, gouvernante) exécute les mouvements devant l'enfant, ou bien les surveille avec attention, sans cela il n'y met pas l'application nécessaire, l'exercice est négligé et dégénère en un mouvement inutile. C'est une question de tact de la part des maîtres, de savoir rendre cette gymnastique intéressante et agréable pour l'enfant; car pour que ces exercices aient un bon résultat, il faut qu'ils soient exécutés avec toute la bonne volonté possible. On aura soin aussi que dès le principe, il y ait de l'égalité dans les mouvements, c'est-à-dire que le côté droit et le côté gauche présentent une même tension, une même énergie musculaire; l'habitude nous donne bien vite à cet égard la justesse du coup d'œil.

Presque tout le monde a un côté dont il se sert de préférence, c'est un vice de notre conformation qui peut avoir des suites assez sérieuses, surtout pour les enfants, chez qui il provoque un développement incomplet, et peut même amener, pour plus tard, beaucoup de défauts et d'anomalies. Il y a une seule exception à cette règle, c'est quand l'inégalité des mouvements est causée par un vice de conformation préexistant; encore trouvera-t-on ici une grande ressource dans les mouvements gymnastiques, modifiés et appropriés par les soins d'un médecin. Chez les jeunes filles, il faut exclure les mouvements marqués (*).

Mouvement circulaire de la tête, n° 1 (5, 10, 15).
Mouvement de rotation de la tête, n° 2 (3, 4, 5).
Mouvement circulaire des bras, n° 4 (4, 6, 10).
Élévation latérale des bras, n° 5 (5, 10, 15).
Coudes en arrière, n° 6 (4, 6, 8).
Mains fermées par derrière, n° 7 (4, 6, 8) T.
Extension des bras en avant, n° 9 (5, 10, 15).
— — en dehors, n° 10 (5, 10, 15).
— — en haut, n° 11 (2, 4, 6).
— — en bas, n° 12 (5, 10, 15).
— — en arrière, n° 13 (3, 5, 8) T.
Mouvement circulaire de la jambe, n° 25 (2, 3, 4).
Élévation latérale du membre abdominal (*), n° 26 (3, 5, 8).
Réunir les bras horizontalement, n° 14 (4, 6, 8).
Développement horizontal des bras, n° 15 (4, 6, 8) T.
Flexion du tronc en avant et en arrière, n° 20 (10, 15, 20).
Rotation des bras sur place, n° 16 (15, 20, 25).
La main décrit un mouvement en 8 de chiffre, n° 17 (10, 15, 20).
Flexion et extension des doigts, n° 18 (6, 8, 10).
Rotation du membre abdominal sur lui-même, n° 27 (10, 15, 20).
Rapprochement des jambes, n° 28 (2, 3, 4) T.
Mouvement de rotation du tronc, n° 22 (5, 10, 15).
Extension et flexion du genou en avant, n° 29 (3, 4, 5).
— — — en arrière, n° 30 (5, 6, 8).
— — des pieds, n° 31 (10, 15, 20).
Élévation du genou en avant (*), n° 32 (2, 4, 6) T.
Redressement du tronc, n° 24 (2, 4, 6).
Mouvement de faucher, n° 39 (4, 8, 12).

Mouvement de fendre du bois (*), n° 40 (3, 6, 10).
Action de s'asseoir, n° 33 (4, 8, 12).
Passer la canne par-dessus la tête, etc., n° 34 (2, 6, 8).
Marcher avec la canne, n° 35 (pendant 5, 8, 10 minutes).

Le corps n'ayant pas, pendant la période de croissance, la faculté d'appliquer à un exercice de quelque durée, toute la force musculaire qu'il déploie dans l'âge adulte, il éprouve des besoins de repos plus impérieux, après un travail un peu prolongé. On devra, pour remplir les indications d'une façon profitable, faire coucher les enfants bien horizontalement sur le dos pendant un quart d'heure après chaque exercice. On devra aussi conseiller la mise à exécution de ce principe, si l'on considère que la position assise, que les enfants gardent dans les écoles, peut nuire à l'attitude et au développement du corps. De plus, si l'on accorde quelques moments de repos aux enfants qui se tiennent assis plusieurs heures, on pourra ensuite exiger d'eux une tenue plus parfaite, chose que, sans cela, il serait impossible de demander.

Dixième précepte.—Spécification des mouvements que l'on peut exécuter dans la position assise ou couchée, à l'usage exceptionnel des personnes paralysées ou percluses.

A chaque mouvement simple, on a indiqué la position assise par A, la position couchée par C.

Mouvement circulaire de la tête, n° 1 (10, 20, 30) A.
Mouvement de rotation de la tête, n° 2 (6, 8, 10) A.
Élévation des épaules, n° 3 (30, 40, 50) A.
Mouvement circulaire des bras, n° 4 (8, 12, 20) A.
Élévation latérale des bras, n° 5 (10, 20, 30) A.

Coudes en arrière, n° 6 (8, 12, 16) A.

Respiration forte et inégale, etc. (III 7), n° 8, A.

Extension des bras en avant, n° 9 (10, 20, 30) A et C.

— — en dehors, n° 10 (10, 20, 30) A et C.

— — en haut, n° 11 (4, 8, 12) A.

Réunir les bras horizontalement, n° 14 (8, 12, 16) A et C.

Développement horizontal des bras, n° 15 (8, 12, 16) A et C.

Rotation du bras sur place, n° 16 (30, 40, 50) A C.

La main décrit un mouvement en 8 de chiffre, n° 17 (20, 30, 40) A C.

Flexion et extension des doigts, n° 18 (12, 16, 20) A C.

Frotter les mains, n° 19 (40, 60, 80) A C.

Flexion du tronc en avant et en arrière, n° 20 (10, 20, 30) A.

Flexion du corps latéralement, n° 21 (20, 30, 40) A.

Mouvement de rotation du tronc, n° 22 (10, 20, 30) A et C.

Redressement du tronc, n° 24 (4, 8, 12) C.

Rotation du membre abdominal sur lui-même, n° 27 (20, 30, 40) A et C les jambes légèrement élevées.

Rapprochement des jambes, n° 28 (4, 6, 8) A et C les jambes élevées et libres.

Extension et flexion du genou en avant, n° 29 (6, 8, 12) A les jambes fléchies à angle droit et C jambes élevées de quelques pouces.

Extension et flexion du pied, n° 31 (20, 30, 40) A et C les jambes modérément élevées.

Élévation du genou en avant, n° 32 (4, 8, 12) A et C.

Passer la canne par-dessus la tête, etc., n° 34 (4, 12, 16) A.

Mouvement de scier, n° 38 (10, 20, 30) C.

Mouvement de faucher, n° 39 (8, 16, 24) C.

Projection de la jambe latéralement, n° 43 (8, 16, 24) C l'une des jambes légèrement élevée.

Rouler sur le dos, n° 45 (30, 40, 50) C.

Pour apprécier l'influence qu'exerce la position assise ou couchée, il faudra remarquer que, dans certains mouvements, elle fait diminuer et même disparaître l'activité que les muscles du dos, de la jambe et du pied présentent dans la position verticale.

FIN.

BIBLIOTHEQUE NATIONALE DE FRANCE

www.ingramcontent.com/pod-product-compliance
Ingram Content Group UK Ltd.
Pitfield, Milton Keynes, MK11 3LW, UK
UKHW012053240726
13965UKWH00003B/1264

9 782012 466791